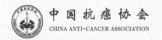

中国抗癌协会
CHINA ANTI-CANCER ASSOCIATION

淋巴瘤

中国肿瘤整合诊治指南（CACA）

CACA GUIDELINES FOR HOLISTIC INTEGRATIVE MANAGEMENT OF CANCER

2022

丛书主编 ◎ 樊代明

主　　编 ◎ 石远凯

U0244810

天津出版传媒集团

天津科学技术出版社

图书在版编目（CIP）数据

中国肿瘤整合诊治指南.淋巴瘤.2022 / 樊代明丛书主编；石远凯主编. -- 天津：天津科学技术出版社，2022.5

ISBN 978-7-5576-9994-9

Ⅰ.①中… Ⅱ.①樊… ②石… Ⅲ.①淋巴瘤－诊疗－指南 Ⅳ.①R73-62

中国版本图书馆CIP数据核字(2022)第064618号

中国肿瘤整合诊治指南.淋巴瘤.2022
ZHONGGUO ZHONGLIU ZHENGHE ZHENZHI ZHINAN.
LINBALIU.2022

策划编辑：方　艳
责任编辑：胡艳杰
责任印制：兰　毅

出　　版：天津出版传媒集团
　　　　　天津科学技术出版社
地　　址：天津市西康路35号
邮　　编：300051
电　　话：(022)23332390
网　　址：www.tjkjcbs.com.cn
发　　行：新华书店经销
印　　刷：天津中图印刷科技有限公司

开本787×1092　1/32　印张4.375　字数80 000
2022年5月第1版第1次印刷
定价：45.00元

丛书主编

樊代明

主　编

石远凯

副主编

王华庆　张清媛　冯继锋　黄慧强　张会来

李小秋　高玉环

编　委（姓氏笔画排序）

马光宇　冯　利　平丽琴　刘海生　吕　妍

吴建中　李　维　杨　晟　邱鸣寒　周　钰

周　培　贺　瑾　赵　可　赵桂敏　赵培起

赵　曙　秦　燕

目录

— 第一章 —

淋巴瘤的诊疗总则

第一节 淋巴瘤的病理分类

1 淋巴瘤WHO分类及诊断原则

淋巴瘤（lymphoma）的类型区分和诊断标准主要依据WHO制订的造血和淋巴组织肿瘤分类，目前使用的是2016年修订、2017年出版的修订第4版，第5版分类也正在编撰中，预计2022年出版。WHO分类认为不同类型或亚型的淋巴瘤在其形态、免疫表型、遗传学及临床表现等方面各自具备独特特征。淋巴瘤病理诊断整合了组织形态、免疫组化染色、流式细胞分析、细胞遗传学以及分子生物学等多种辅助检测技术。迄今为止，组织病理学仍是绝大部分淋巴瘤的确诊方法，而免疫组化染色则是判断肿瘤免疫表型以及检测部分遗传学异常的重要手段。所以，几乎所有淋巴瘤均需接受包括免疫组化在内的组织病理学检查后方能确诊，部分病例的诊断和鉴别，还需辅以其他必要的检测技术。

独特的临床特点也是某类淋巴瘤确诊的重要依据，申请病理检查的医师有义务通过填写病理检查申请单提供必要信息（包括患者年龄、性别、活检部位等一般信息以及临床表现、影像学、内镜和其他实验室检查主要阳性发现、既往诊断、治疗史等）。病理医师也可通过查阅病历、直接与医师沟通或参加多学科整合诊治（MDT to HIM）讨论等获得相关信息。

2 活检与制片

2.1 标本获得

淋巴瘤首次病理诊断须据切除或切取活检（包括钳取、空芯针穿刺等）所获组织标本做出。足量、合格的组织是对淋巴瘤行形态观察及免疫表型和遗传学研究的物质基础。对不适合做组织学评估（例如：严重的器械性损伤或大量坏死而致组织过少）的标本，应建议重复活检。淋巴结或某些结外病灶的完整切除标本，有助于病理医师对整个病变行全面评估，且有足量的组织用于辅助检查，是诊断淋巴瘤最为理想的标本。如有多个解剖区域的淋巴结病灶，一般宜选颈部病灶。手术时应选择最有代表性的淋巴结予以完整切除。手术动作宜轻柔，尽可能避免组织牵拉、钳夹等造成机械性损伤。对难以完整切除的病灶，可通过开放手术、内镜下活检或空芯针穿刺等获得小块组织样本供病理学检查，多数也能满足诊断需要。空芯针穿刺也是胸、腹腔等深部病灶活检最常用的方法。一般而言，细针吸取细胞学检查不能作为淋巴瘤的首诊依据，但可用于淋巴瘤疑似病例的初筛及部分确诊病例可疑或复病灶的确认，某些特定情形（如非实体性淋巴瘤、体液标本或获得病变组织较为困难），细胞学检查亦可用于疾病诊断，但通常需辅以细胞块制作、免疫组化、流式细胞或细胞遗传学分析等辅助检查。

2.2 组织处理

原则上，所有淋巴结或体积较大的淋巴瘤组织标本均应在新鲜、湿润状态下尽快（离体30分钟内）送病理科处理，不能及时送检的标本可用生理盐水湿纱布包裹后放置4℃冰箱短暂保存。病理科收到标本后应尽快处理。较大的淋巴结标本应垂直其长轴做平行切分（每片组织厚度0.3~0.5cm），小于1cm的淋巴结可沿淋巴结长轴最大面对剖。可先行快速病理检查（冷冻切片或印片）以初步判断是否淋巴造血组织肿瘤，对疑似淋巴瘤者，应选择1~2片最大的组织标本浸于4%中性甲醛溶液固定，通常为12~24小时。及时和适当时间的固定是制作高质量淋巴瘤组织切片的重要前提，不但有利于形态观察，还能较好地保存各种蛋白抗原和核酸物质，从而有利于后期免疫组化和分子生物学检测的开展。剩余的组织可分别用于生物样本库存档、流式细胞分析、细胞遗传学检查、病原微生物检测等。对非淋巴瘤或疑似感染性病变的标本，应尽快将所有组织固定。对体积较小的切取、钳取或穿刺活检标本，应先行固定，然后再送病理科。对骨髓活检标本，还应固定后行脱钙处理。标本组织在固定后还需脱水、透明、浸蜡、包埋等程序化加工才能制作切片，目前多在自动组织处理仪中完成。

2.3 切片制作

高质量的常规 HE 染色切片是淋巴瘤病理诊断的重要依据。许多"疑难"病例之所以诊断困难，实际是制片质量不佳所致。HE 染色切片质量取决于组织处理、切片、染色、封固等诸多环节的质量控制。其中，及时充分的固定、浸蜡前彻底脱水及封片前透明尤为关键。特别，二甲苯透明步骤切不可用风干操作（包括电吹风）代替，后者会致细胞收缩影响形态观察。切片厚度以 2~4μm 为宜。一般而言，小细胞性病变切片宜薄，大细胞性病变切片可略厚；观察细胞形态切片宜薄，观察组织结构切片可略厚。概括而言，一张高质量切片，应固定良好、组织平整、无刀痕或气泡、染色鲜艳、组织及细胞结构清晰、封固良好。

术中冷冻切片检查对初步区分淋巴瘤与非淋巴造

血组织肿瘤有一定价值，但通常不足以确诊淋巴瘤。通过冷冻切片检查还能及早发现标本组织有严重变性、坏死、钙化等可能影响诊断的因素，从而确保活检标本适用并足以做出明确诊断。淋巴瘤印片检查是组织切片检查的有益补充，其方法简便、操作快捷常被用于淋巴瘤的快速筛查。

3 组织病理学检查

3.1 组织学形态分析

基于常规 HE 染色切片的组织形态分析尤为重要。一方面，特征性的形态改变本身对某类淋巴瘤的诊断有决定性的提示作用；另一方面，相当多的辅助检查（如免疫表型分析、分子遗传学检测等）都须在形态分析基础上合理选择和使用。此外，这些辅助检查的结果，只有结合形态正确解读才具诊断价值。概括而言，淋巴瘤组织形态分析的基本原则和其他实体肿瘤相似，需对肿瘤细胞的生长方式、细胞形态及间质反应等对肿瘤特点予以观察、比较和总结。恶性肿瘤一些共同特性，如瘤细胞的异型性和破坏性生长等，在各种淋巴瘤中也有相应表现，且常是淋巴瘤和反应性病变鉴别的重要依据。需要指出的是，淋巴瘤的形态分析常需免疫组化染色。

3.2 免疫组化检查

（1）免疫组化的作用

免疫组化对于淋巴瘤诊断与鉴别诊断：①判断肿瘤的细胞系（例如：B细胞或T、NK细胞淋巴瘤）；②判断肿瘤性免疫细胞的分化阶段和成熟程度（如淋巴母细胞淋巴瘤与外周B/T细胞淋巴瘤、滤泡性淋巴瘤与边缘区淋巴瘤等）；③检测遗传学改变（如CCND1、ALK等基因易位所致蛋白异常表达）；④鉴别良、恶性疾病（例如：通过检测免疫球蛋白轻链有否限制性表达以判断B细胞/浆细胞是否克隆性增生）；⑤检测病原微生物（如EBV、HHV8、幽门螺杆菌等）；⑥为临床免疫或靶向治疗提供依据（如CD20、CD30、CD19、CD38、CD79b、PD-L1、ALK等靶点的检测）；⑦提示预后（如通过检测CD10、BCL6、MUM1等以区分弥漫性大B细胞淋巴瘤的COO分型；通过检测MYC与BCL2蛋白表达水平来甄别"双表达"淋巴瘤）。

（2）常用标志物

可用于淋巴瘤石蜡包埋组织免疫染色的常用标志物包括以下几类：①白细胞共同抗原（CD45/LCA）；②B细胞相关标记物，例如CD20、CD79a、CD19、PAX5、Oct-2、BOB.1、κ、λ、IgG、IgG4、IgM、IgA、IgD、CD38、CD138、CD23等；③T细胞/NK细胞相关标记物，例如 CD3、CD2、CD5、CD7、CD4、CD8、CD43、CD45RO、CD56、CD57、细胞毒性分子（包括 TIA-1、颗粒酶 B、穿孔素）、T 细胞受体蛋白（例如 βF1、TCRG）等；④淋巴细胞活化/分化相关标记物，例如 CD30、TdT、CD99、CD10、BCL6、MUM1、MN-DA 等；⑤肿瘤基因和增殖相关标记物，例如 ALK、BCL2、BCL10、cyclin D1、MYC、TP53、Ki-67 等；⑥组织细胞、树突细胞及髓系相关标记物，例如 CD68（KP1、PGM1）、CD163、溶菌酶、髓过氧化物酶（MPO）、CD15、CD33、CD123、CD117、CD21、CD35、S-100、CD1a、CD207/langerin 等；⑦微生物标志物，例如 EB 病毒（EBV）-LMP1、HHV8 等；⑧其他，如 EMA、细胞角蛋白、LEF1、MNDA、PD1、PD-L1、ICOS、CXCL13 等。

（3）免疫组化诊断注意事项

①免疫组化首先应确保染色质量，要从组织处理、制片、抗原修复、抗体选择、染色程序等诸多环节加强监控，并通过设置合理的阳性对照作平行染色，以确保染色质量稳定在较高水平。②要熟悉各类淋巴瘤组织学形态和免疫表型，在形态分析基础上，有所针对地选择必要的抗体组合来证实诊断或帮助鉴别，不使用抗体"大套餐"作过度检测。③应学会正确判读免疫组化染色结果。病理医师要做到：（a）熟

悉各种抗体的预期染色结果，并通过适当内、外对照判断染色成功与否；(b) 在形态分析基础上正确判断何种细胞成分表达何种抗原；(c) 熟悉各种抗体的反应谱系和适用范围，避免片面或错误解读阳性结果。

(4) 常用标志物组合选择

①对需做免疫组化的淋巴组织增生性病变，几乎都需检测CD20、CD3和Ki-67。这一组合能突显淋巴组织的免疫结构，有助于良、恶性病变的鉴别，并能提示淋巴瘤的细胞系起源；②对呈滤泡/结节状生长模式的病变，可选择CD10、BCL6、IgD、CD21、Ki-67等来显示结节和淋巴滤泡的关系；③对疑似小B细胞肿瘤性病变（包括低级别滤泡性淋巴瘤、慢性淋巴细胞性白血病/小淋巴细胞性淋巴瘤、套细胞淋巴瘤、边缘区淋巴瘤等），可选用CD10、BCL6、CD5、CD23、cyclin D1、SOX11、LEF1和MNDA这组指标予以鉴别诊断；④对富含浆细胞的病变，可检测免疫球蛋白轻链（κ/λ）有无限制性表达以区分良、恶性；⑤对疑似高侵袭性成熟B细胞肿瘤的病变[包括绝大部分弥漫性大B细胞淋巴瘤、伯基特淋巴瘤以及具有前二者中间特征的B细胞淋巴瘤（BCLU）或高级别B细胞淋巴瘤（HGBL）、高级别滤泡性淋巴瘤等]，选用CD10、BCL6、BCL2、MUM1、MYC这组指标（并结合细胞遗传学检查）有助确诊并区分亚型；EBV-LMP1、CD5

和 TP53 的检测对于弥漫性大 B 细胞淋巴瘤有预后意义；⑥对疑似 T 细胞或 NK 细胞肿瘤的病变，可选择 CD2、CD5、CD7、CD4、CD8、CD10、CD30、CD56、ALK、CXCL13、PD1、ICOS、T 细胞受体蛋白、细胞毒性分子等标志物行 EBER 原位杂交帮助判断肿瘤类型；⑦对经典型霍奇金淋巴瘤或类似病变（如具有经典型霍奇金淋巴瘤和弥漫性大 B 细胞淋巴瘤中间特征的灰区淋巴瘤、结节性淋巴细胞为主型霍奇金淋巴瘤、富于 T 细胞/组织细胞的大 B 细胞淋巴瘤等），可选 CD20、PAX5、Oct-2、BOB.1、CD30、CD15、EBV-LMP1（或 EBER）、EMA、PD1 等指标组合，此外，还应注意部分外周 T 细胞淋巴瘤也可伴有霍奇金样异型大 B 细胞浸润，增生的 T 细胞有无异型性、是否克隆性增生是鉴别诊断的关键；⑧富于细胞的经典型霍奇金淋巴瘤与 ALK 阴性的间变性大细胞淋巴瘤有时不易区分，检测 B、T 细胞系标志物、细胞毒分子并结合 IG、TCR 基因重排会有帮助。⑨对混合 B、T 细胞增生性病变，应结合形态分析正确区分肿瘤细胞和反应性成分。少数情况下，也不排除组合表型的淋巴瘤可能，但诊断后者应有充分的病理学和分子遗传学证据；⑩对形态高度疑似淋巴造血组织肿瘤、但 CD20 和 CD3 均不表达的病变，常需检测部分"二线"细胞系标志物（例如：CD79a、PAX5、CD19、Oct-2、

BOB.1、浆细胞相关抗原、CD3以外的全T细胞抗原以及CD43、CD33、CD68、MPO等髓细胞标志物等）来帮助判别细胞系。

4 流式细胞术分析

流式细胞术的免疫表型分析也是淋巴瘤诊断和分型的重要手段，有技术条件的实验室应积极开展。相比免疫组化，流式细胞术具有敏感度高、特异性强、检测周期短等特点，特别是对判断B、T细胞的克隆性增生、抗原表达水平及小B细胞类肿瘤鉴别诊断等具有独特优势，弱点是不能结合组织学形态分析（免疫组化可在原位标记抗原）、不适合检测部分定位于细胞核或细胞浆内的抗原（如 BCL6、MUM1、cyclin D1、Ki-67、BCL2 等）、对霍奇金淋巴瘤等瘤细胞较少的病变及T细胞或NK细胞肿瘤的甄别能力不如免疫组化强。此外，流式细胞分析需细胞悬液或由新鲜组织制备的单细胞悬液，不常规留用新鲜组织标本的单位无法开展这项技术，细胞悬液也不像组织块可长期保存，故流式细胞不能用于回顾性研究。

5 遗传学与分子病理检测

淋巴瘤抗原受体基因（IG、TCR）的克隆性基因重排、非随机、类型相关性染色体及基因异常、特定病原微生物感染等不仅对研究肿瘤的发生、发展机制有重要意义，也是精确诊断疾病、指导规范治疗及预测预后必不可少的工具。常用淋巴瘤遗传与分子病理检测包括PCR（包括RT-PCR、RQ-PCR等）和Sanger测序、FISH、ISH、核型分析（包括G显带、M-FISH、SKY等）及基因表达谱（GEP）、二代测序（NGS）等高通量检测技术。

5.1 克隆性IG和TCR基因重排检测

（1）方法

多数用PCR并用BIOMED-2引物组检测，以毛细管电泳基因扫描分析结果或PAGE电泳异源双链分析。

（2）适用范围

绝大部分淋巴组织增生性病变据形态特征并免疫组化和临床特点便能确诊。少数病例需开展克隆性IG和TCR基因重排检测对淋巴瘤的诊断与鉴别、肿瘤细胞系确定及克隆相关性分析：①良恶性较难鉴别的病变，如淋巴瘤局限或隐匿性累犯、形态异常不显著或缺乏特征性免疫表型者（如在某些炎性疾病基础上发生瘤变的早期MALT型边缘区淋巴瘤、EBV相关淋巴瘤等）、小细胞性皮肤淋巴瘤早期病变等；②疑似淋巴瘤、但标本组织较小者，例如不理想的穿刺活检或内镜活检标本、体液标本等；③某些特定病种的诊断与鉴别，如儿童型滤泡性淋巴瘤、淋巴瘤样丘疹病、水疱-痘疮样淋巴瘤等；④细胞构成较复杂或免疫标记难以区分细胞系的肿瘤，例如，肿瘤细胞异常表达CD20的外周T细胞淋巴瘤、伴B细胞成分旺炽增生的外周T细胞淋巴瘤或B、T细胞组合性淋巴瘤等；⑤肿瘤克隆相关性分析，如判断弥漫性大B细胞淋巴瘤是否由滤泡性淋巴瘤转化而来；⑥微小残留病灶评估。

（3）判读结果注意事项

IG和TCR基因克隆性重排检测结果，一定要在组织病理学检查背景下解读才有意义，如与形态或免疫组化证据不符，一般更倾向于组织学检查结论。判读基因重排结果，应注意以下事项：①克隆性不一定等于淋巴瘤，部分良性病变也可有淋巴细胞克隆性增生；②部分B或T细胞淋巴瘤（特别是淋巴母细胞性肿瘤、血管免疫母细胞性T细胞淋巴瘤等）IG和TCR基因重排检测结果存在谱系交叉，不足以判断瘤细胞系起源，此外，TCRB和TCRG基因重排并不代表就是αβ和γδT细胞来源的肿瘤；③假克隆和寡克隆，由于PCR技术的高敏性，标本组织中较少细胞成分有时会产生假克隆或寡克隆，需与真性克隆性病变鉴别。④某些技术因素会导致假阳性或假阴性结果。

5.2 FISH法检测非随机性染色体和基因异常

部分B细胞非霍奇金淋巴瘤亚型和少数T细胞淋巴瘤具有特征性、非随机性染色体异常（如染色体易位、缺失等），并导致相关基因异常，检测这些异常，有助于病理诊断或评估预后。目前，FISH 是对其检测最常用的方法，也有多种针对染色体易位断裂区和基因缺失（或扩增）的商品化探针供应，针对易位的探针包括融合探针和分离探针两种，分别是针对不同基因或同一基因断裂位点两侧序列而设计，前者如 t（14；18）（IgH／BCL2）、t（11；14）（IgH／CCND1）等，后者如 t（18q21）（BCL2）、t（3q27）（BCL6）、t（8q24）（MYC）、t（14q32）（IgH）、t（18q21.31）／MALT1 等。需指出的是，部分染色体易位/基因重排可通过更为简易、经济的免疫组化予以间接提示，如套细胞淋巴瘤相关的 t（11；14）和间变性大细胞淋巴瘤相关的 t（2p23）就可分别通过 cyclin D1 和 ALK 的免疫组化来显示，在这些情形下，FISH 就并非必需。但对蛋白表达并不一定对应于基因异常的情形（如弥漫性大 B 细胞淋巴瘤中 BCL2 和/或 BCL6 与 MYC 基因重排检测、有 BCL2 基因易位但免疫组化阴性的滤泡性淋巴瘤等），FISH 就是必要方法。此外，部分遗传异常对应于肿瘤的生物学异质性，如伴 t（2p23）（ALK）、t（6p25）（DUSP22 - IRF4）和 t（3q28）（TP63）的间变性大细胞淋巴瘤及伴 del（17p）、del（11q）、del（13q）、+12 等异常的慢性淋巴细胞性白血病/小淋巴细胞性淋巴瘤就有不同的生物学行为，通过

FISH对其检测，能提示疾病预后并指导治疗。

5.3 EBER原位杂交检测

EBV感染与多种良、恶性淋巴组织增生性疾病（后者包括多种B细胞和T细胞/NK细胞淋巴瘤以及部分经典型霍奇金淋巴瘤等）相关。EBER-1/2是EBV编码的两个小分子量早期核糖核酸，常高水平地表达于病毒感染的细胞核中。利用EBER探针作原位杂交可敏感地在原位显示病毒感染，如结合细胞系标志物免疫染色作双重标记，还能显示病毒阳性细胞的表型。通过免疫组化检测EBV编码的部分蛋白抗原（如LMP1、LMP2A、EBNA等）虽也能显示病毒存在，但这些抗原表达情况在病毒不同感染模式中有所不同（如EBV阳性的经典型霍奇金淋巴瘤通常表达LMP1，而EBV阳性的伯基特淋巴瘤则通常LMP1阴性），而EBER却呈恒定表达，且免疫组化灵敏度也往往不如原位杂交，因此，EBER原位杂交技术通常被视作组织内原位检测EBV的"金标准"。

5.4 二代测序、基因表达谱等高通量技术检测

随着分子生物学研究的深入，一些重现性基因突变（或其他异常）被发现在特定类型的淋巴瘤中高频发生，提示这些异常可能参与了肿瘤的发生发展机制，其中，有不少特定的基因突变已被用于淋巴瘤的诊断、分型、预测预后，乃至辅助临床做治疗决策。

近年来，Sanger测序、二代测序等越来越多地使用到淋巴瘤的分子病理诊断中，特别是高通量二代测序技术具有单次实验能检测多个基因变化以及多种遗传学异常（基因突变、易位、缺失等）的优势，大有替代其他测序技术的趋势。就淋巴瘤相关基因二代测序在临床应用而言，建议优先选择一组与诊断、预后判断和治疗选择密切相关的基因进行检测。基因表达谱是指一次同时定量检测特定组织中成千上万个基因的表达，再根据基因表达种类和丰度信息，构建出基因表达的数据表或谱型（或称指纹）。在淋巴瘤领域，弥漫性大B细胞淋巴瘤是第一种通过基因表达谱信息进行分子分型的肿瘤。此外，Nanostring公司推出的nCounter技术也能高度灵敏地定量检测多种样品类型（纯化总RNA、细胞和组织裂解液、石蜡包埋组织提取的RNA等）中的基因表达，该技术应用分子条形码和单分子成像来检测并计数单个反应中的几百个转录本，而不需要逆转录或扩增反应，直接数字化读出每一种mRNA的相对丰度。利用Nanostring平台的20基因检测（Lymph2Cx）研究已表明该项技术可对弥漫性大B细胞淋巴瘤石蜡包埋标本进行准确的分子分型，但Nanostring设备和检测费用相对昂贵以及 相对封闭的检测平台不利于在基层推广。 最近， 某些基于qP-CR对有限数量基因表达加以检测的尝试显示了和GEP

结果较高的一致性，结果也与总生存期显著相关，且操作相对简易，平台更为开放，有望成为DLBCL分子分型诊断的新兴工具。

表1-1 2016年修订第4版WHO淋巴组织肿瘤分类

前体淋巴母 细胞性肿瘤	B淋巴母细胞性白血病/淋巴瘤
	T淋巴母细胞性白血病/淋巴瘤
	早期T细胞前体淋巴母细胞性白血病
	NK淋巴母细胞性白血病/淋巴瘤
成熟B细胞 肿瘤	慢性淋巴细胞性白血病（CLL）/小淋巴细胞性淋巴瘤
	单克隆性B细胞淋巴细胞增多症，CLL型
	单克隆性B细胞淋巴细胞增多症，非CLL型
	B细胞幼淋巴细胞性白血病
	脾边缘区淋巴瘤
	毛细胞白血病
	脾B细胞淋巴瘤/白血病，不能分类
	脾弥漫性红髓小B细胞淋巴瘤
	毛细胞白血病变异型
	淋巴浆细胞性淋巴瘤
	华氏巨球蛋白血症
	IgM型意义不明的单克隆丙种球蛋白血症（MGUS）
	重链病
	μ重链病
	γ重链病
	α重链病
	浆细胞肿瘤
	非IgM型MGUS
	浆细胞骨髓瘤

	骨孤立性浆细胞瘤
	骨外浆细胞瘤
	单克隆性免疫球蛋白沉积症
	原发性淀粉样变性
	轻链及重链沉积症
	黏膜相关淋巴组织结外边缘区淋巴瘤（MALT淋巴瘤）
	淋巴结边缘区淋巴瘤
	儿童淋巴结边缘区淋巴瘤
	滤泡性淋巴瘤
	原位滤泡性瘤变
	十二指肠型滤泡性淋巴瘤
	睾丸滤泡性淋巴瘤
	儿童型滤泡性淋巴瘤
	伴有IRF4重排的大B细胞淋巴瘤
	原发性皮肤滤泡中心淋巴瘤
	套细胞淋巴瘤
	白血病性非淋巴结型套细胞淋巴瘤
	原位套细胞瘤变
	弥漫性大B细胞淋巴瘤（DLBCL），非特指型
	生发中心B细胞亚型
	活化B细胞亚型
	富于T细胞/组织细胞的大B细胞淋巴瘤
	原发性中枢神经系统DLBCL
	原发性皮肤DLBCL，腿型
	EBV阳性DLBCL，非特指型
	EBV阳性黏膜皮肤溃疡
	慢性炎症相关性DLBCL
	纤维素相关性DLBCL

	淋巴瘤样肉芽肿病，1级和2级
	淋巴瘤样丘疹病，3级
	原发性纵隔（胸腺）大B细胞淋巴瘤
	血管内大B细胞淋巴瘤
	ALK阳性大B细胞淋巴瘤
	浆母细胞性淋巴瘤
	多中心Castleman病
	HHV8阳性DLBCL，非特指型
	HHV8阳性的嗜生发中心淋巴组织增生性疾病
	伯基特淋巴瘤
	伴有11q异常的伯基特样淋巴瘤
	高级别B细胞淋巴瘤（HGBL）
	伴有*MYC*和*BCL2*和/或*BCL6*重排的HG-BL
	HGBL，非特指型
	B细胞淋巴瘤，不能分类，具有DLBCL和经典型霍奇金淋巴瘤中间特征
	单克隆性B细胞淋巴细胞增多症，CLL型
成熟T及NK 细胞肿瘤	T细胞幼淋巴细胞性白血病
	T细胞大颗粒淋巴细胞性白血病
	慢性NK细胞淋巴组织增生性疾病
	侵袭性NK细胞白血病
	儿童系统性EBV阳性T细胞淋巴瘤
	T及NK细胞型慢性活动性EBV感染，系统型
	水疱-痘疮样淋巴组织增生性疾病
	严重蚊虫叮咬过敏
	成人T细胞白血病/淋巴瘤
	结外NK/T细胞淋巴瘤，鼻型
	肠病相关T细胞淋巴瘤

	单形性嗜上皮性肠道T细胞淋巴瘤
	肠道T细胞淋巴瘤，非特指型
	胃肠道惰性T细胞淋巴组织增生性疾病
	肝脾T细胞淋巴瘤
	皮下脂膜炎样T细胞淋巴瘤
	蕈样霉菌病
	Sézary综合征
	原发性皮肤CD30阳性T细胞淋巴组织增生性疾病
	淋巴瘤样丘疹病
	原发性皮肤间变性大细胞淋巴瘤
	原发性皮肤γδT细胞淋巴瘤
	原发性皮肤CD8阳性侵袭性嗜表皮性细胞毒性T细胞淋巴瘤
	原发性皮肤肢端CD8阳性T细胞淋巴瘤
	原发性皮肤CD4阳性小/中T细胞淋巴组织增生性疾病
	外周T细胞淋巴瘤，非特指型
	血管免疫母细胞性T细胞淋巴瘤
	滤泡性T细胞淋巴瘤
	具有滤泡辅助T细胞表型的淋巴结外周T细胞淋巴瘤
	间变大T细胞淋巴瘤，ALK阳性
	间变大T细胞淋巴瘤，ALK阴性
	乳腺植入物相关性间变性大细胞淋巴瘤
霍奇金淋巴瘤	结节性淋巴细胞为主型霍奇金淋巴瘤
	经典型霍奇金淋巴瘤（CHL）
	结节硬化性CHL
	富于淋巴细胞的CHL

中国肿瘤整合诊治指南

	混合细胞性 CHL
	淋巴细胞消减性 CHL
免疫缺陷相关性淋巴组织增生性疾病	移植后淋巴组织增生性疾病（PTLD）
	非破坏性 PTLD
	浆细胞增生型 PTLD
	传染性单核细胞增多症型 PTLD
	旺炽滤泡增生型 PTLD
	多形性 PTLD
	单形性 PTLD
	经典型霍奇金淋巴瘤样 PTLD
	其他医源性免疫缺陷相关性淋巴组织增生性疾病
组织细胞及树突细胞肿瘤	组织细胞肉瘤
	朗格汉斯细胞组织细胞增生症
	朗格汉斯细胞肉瘤
	未确定树突细胞肿瘤
	交指树突细胞肉瘤
	滤泡树突细胞肉瘤
	纤维母细胞性网状细胞肿瘤
	播散性幼年黄色肉芽肿
	Erdheim-Chester 病

备注：斜体为暂定类型

第二节　淋巴瘤的分期

淋巴瘤的临床分期目前采用 Ann Arbor-Cotswolds 分期系统（表 1-2），同时根据患者是否有 B 症状分为

A组和B组，B症状定义为：不明原因发热，体温>38℃连续3天以上，排除感染的原因；夜间盗汗；体重于诊断前半年内下降10%以上；以上三者中出现任意一个即为B症状。2014版Lugano分期标准对Ann Arbor-Cotswolds分期进行了改良（表1-3）。此外，一些特殊类型的淋巴瘤，如慢性淋巴细胞白血病、皮肤蕈样霉菌病和Sézary综合征、原发结外鼻型NK/T细胞淋巴瘤和原发中枢淋巴瘤等，有其专属的分期系统。

表1-2 淋巴瘤 Ann Arbor-Cotswolds 分期

Ⅰ期	Ⅰ期：单个淋巴结区受累
	Ⅰ$_E$期：单个淋巴外器官或部位局部受侵
Ⅱ期	Ⅱ期：累及横膈同侧两个或两个以上的淋巴结区
	Ⅱ$_E$期：局部累及单个相关淋巴外器官或部位及其区域淋巴结，伴或不伴同侧横膈其他淋巴区受累
Ⅲ期	Ⅲ期：横膈两侧均有淋巴结区受累
	Ⅲ$_E$期：同时伴相关淋巴外器官或部位局部受侵
	Ⅲ$_S$期：伴脾脏受累
	Ⅲ$_{S+E}$期：同时伴相关淋巴外器官或部位局部受侵及脾脏受累
Ⅳ期	扩散性（多部位）一处或多处淋巴外器官受累，伴或不伴相关淋巴受累，或孤立淋巴外器官受累伴远处淋巴受累（非淋巴结区）

E：结外病变；S：脾脏病变；H：肝脏病变；M：骨髓病变。病变部位可用下标记录于分期之后（如Ⅱ$_E$）。

表1-3 2014版淋巴瘤Lugano分期系统

分期	侵犯范围
局限期	
Ⅰ期	仅侵及单一淋巴结区域（Ⅰ期），或侵及单一结外器官不伴有淋巴结受累（ⅠE期）
Ⅱ期	侵及横膈一侧≥2个淋巴结区域（Ⅱ期），可伴有同侧淋巴结引流区域的局限性结外器官受累（ⅡE期）
Ⅱ期伴大包块	包块最大直径≥7.5cm
进展期	
Ⅲ期	侵及横膈肌上下淋巴结区域，或横膈以上淋巴结区受侵伴脾脏受侵（ⅢS期）
Ⅳ期	侵及淋巴结引流区域外的结外器官

第三节 淋巴瘤的治疗前评估

淋巴瘤的治疗前评估主要包括病史采集及全面体检、实验室检查、影像学及病理学检查。

1 病史采集及全面体检

详尽的病史采集是做出正确诊断及病情评估的第一步，其中应特别注意患者有无B症状。体检时应注意淋巴结、肝脾触诊及有无骨骼压痛等。淋巴瘤常见症状有进行性无痛性淋巴结肿大、发热、夜间盗汗、体重下降、皮肤瘙痒、乏力等。淋巴瘤侵犯的淋巴结多表现为无痛、表面光滑、质韧饱满、早期活动度可。

2 实验室检查

患者在治疗前应行血常规、肝肾功能、乳酸脱氢酶（lactic dehydrogenase，LDH）、碱性磷酸酶、β2-微球蛋白、电解质、血沉、免疫球蛋白和感染筛查（乙型肝炎病毒（hepatitis B virus，HBV）、丙型肝炎病毒（hepatitis C virus，HCV）、人类免疫缺陷病毒（human immunodeficiency Virus，HIV）和梅毒等，异常者需行病毒载量或确诊实验）等。淋巴瘤疗前还应行骨髓检查，包括骨髓涂片和骨髓活检，用于评估有无骨髓受侵。若存在中枢神经系统受侵风险则需行腰穿，检查项目包括脑脊液常规、生化和细胞学等。对胃淋巴瘤，应检查有无幽门螺旋杆菌（helicobacter pylori，Hp）；对NK/T细胞淋巴瘤等EB病毒相关淋巴瘤，应行外周血EB病毒DNA定量检测。

3 影像检查

影像学检查包括CT、PET/CT、MRI等。CT是淋巴瘤分期与再分期、疗效评价和随诊常用的影像学检查方法，PET/CT一般用于淋巴瘤疗前分期、代谢活性和治疗中期疗效评价，对中枢神经系统、软组织、肝脏等病变推荐采用MRI检查。其他辅助检查包括超声、心电图、超声心动图、内窥镜、肺功能和同位素骨扫描等。高龄、有心血管系统基础疾病或拟使用蒽环类药物治疗者需定期行心电图和超声心动检查；拟用博来霉素或既往存在肺基础疾病者应行肺功能检查；有胃肠道受侵或可疑受侵、易发生胃肠道受侵的淋巴瘤亚型（如套细胞淋巴瘤、NK/T细胞淋巴瘤、伯基特[Burkitt]淋巴瘤等）应行内窥镜检查等。

4 病理检查

病理检查是淋巴瘤确诊和分型的金标准。进行病理检查时应注意：①取材：选择增长迅速、质韧、饱满、PET/CT氟脱氧葡萄糖（fluoro deoxy glucose，FDG）代谢活性高的肿大淋巴结尽量完整切除，若淋巴结太大无法做到完整切除则建议行粗针穿刺细胞学检查，避免细针穿刺，活检部位一般宜选择颈部、锁骨上和腋窝淋巴结等；②检查项目：应包括形态学、免疫组化、荧光原位杂交（FISH）、淋巴细胞抗原受体基因重排和其他分子病理学检测。

第四节 淋巴瘤的预后评价

与实体瘤不同，大多数情况下，临床分期不是决定淋巴瘤预后的最关键因素，病理类型的预后价值最重要。此外，同一病理类型还可依据多项基线数据进一步判断预后，如国际预后指数评分（International

Prognostic Index，IPI）为侵袭性淋巴瘤最常用的预后评估体系（表1-4）。部分病理类型也有其特有的评分体系，如滤泡性淋巴瘤、套细胞淋巴瘤等，可参考具体的章节。

表1-4　国际预后指数

（International Prognostic Index，IPI）

项目	0分	1分
年龄（岁）	≤60	>60
ECOG PS评分	0或1	>1
临床分期	Ⅰ-Ⅱ	Ⅲ-Ⅳ
结外受侵部位数目	<2	≥2
LDH	正常	升高

注：0~1分为低危组，2分中低危组，3分为中高危组，4~5分为高危组。

第五节　淋巴瘤的疗效评价

淋巴瘤的疗效评价目前主要采用2014 Lugano标准（表1-5），疗效分为基于CT和（或）MRI评价的影像学缓解和基于PET/CT评价的代谢缓解，PET/CT评价代谢缓解的依据是PET 5分法（Deauville标准）。2017国际工作组淋巴瘤疗效评价标准（Response evaluation criteria in lymphoma，RECIL 2017）是新建立的疗效评价标准，正在逐渐得到应用。

第一章　淋巴瘤的诊疗总则

表1-5　Lugano 2014淋巴瘤治疗效果评价标准

疗效	病灶区域	PET/CT评价	CT评价
完全缓解	淋巴结及结外受累部位	完全的代谢缓解[a]	完全的影像学缓解
		5PS评分（1分、2分、3分b）伴或不伴有残存肿块影	淋巴结靶病灶长径≤1.5cm，结外病灶消失
	不可测量病灶	不适用	消失
	器官增大	不适用	退至正常
	新病灶	无	无
	骨髓	无FDG代谢增高病变	形态学正常；若形态学不能确定，需免疫组化确认阴性
部分缓解	淋巴结及结外受累部位	部分代谢缓解	部分缓解，包括以下条件：
		5PS评分为4~5分，与基线相比摄取降低，影像残余病灶可为任意大小；中期评效时，上述情况提示治疗有效；治疗结束时评效，提示可能病变残存	最多6个淋巴结和结外病灶垂直直径乘积之和降低≥50%；当病灶小到CT无法测量，病灶大小统一设为5mm×5mm；当病灶看不见，设为0mm×0mm；当淋巴结大小>5mm×5mm，取实际值
	不可测量病灶	不适用	消失或消退或维持不变，未增大
	器官增大	不适用	脾脏长径较正常脾脏长径增大值降低>50%
	新病灶	无	无

疗效	病灶区域	PET/CT评价	CT评价
	骨髓	比正常骨髓摄取更高、但较基线减低；如果在淋巴结缩小的情况下骨髓持续存在局灶异常改变，需考虑活检或再次扫描	不适用
疾病稳定	淋巴结及结外受累部位	改善	疾病稳定
		中期或治疗结束时评效，5PS评分为4~5分，与基线相比摄取值无明显变化	最多6个淋巴结和结外病灶长径与对应垂直直径乘积之和降低<50%
	不可测量病灶	不适用	未达疾病进展
	器官增大	不适用	未达疾病进展
	新病灶	无	无
	骨髓	较基线无变化	不适用

淋巴瘤

第一章 淋巴瘤的诊疗总则

疗效	病灶区域	PET/CT 评价	CT 评价
疾病进展	淋巴结靶病灶和（或）淋巴结融合肿块和（或）结外病灶	5PS 评分 4~5 分，摄取较基线升高；和（或）在中期或治疗结束评价时出现新的 FDG 摄取增高病灶	至少满足以下 1 条 1 枚淋巴结和（或）结外病灶需符合以下异常条件：淋巴结和（或）结外病灶长径>1.5cm 且长径与对应垂直直径乘积之和较最小状态增加≥50%；淋巴结和（或）结外病灶长径≤2cm 的病灶而言：长径或短径增加 0.5cm；淋巴结和（或）结外病灶长径>2cm 的病灶而言：长径或短径增加 1cm 脾大时，脾长径增加>既往较基线基础值的 50%；若基线无脾大，脾长径需在基础值上增加>2cm；新发或复发的脾大
	不可测量病灶	无	新发病灶或此前不可测量的病灶明确进展
	新病灶	排除炎症、感染等后出现的新发 FDG 摄取增高病灶；若不确定新发病灶性质，需考虑活检或中期评价	原缓解病灶增大；新发淋巴结任一径线>1.5cm；新发结外病灶任一径线>1cm；如新发结外病灶任一径线<1cm 需确认与淋巴瘤相关；明确与淋巴瘤相关的任何大小的病灶
	骨髓	新发或复发的 FDG 摄取增高灶	新发或复发性浸润

注：5PS：5 point scale，5分法标准；FDG：fluoro deoxy glucose 氟脱氧葡萄糖；a 韦氏环、结外高代谢摄取器官如脾脏或粒细

胞集落刺激因子干预后的骨髓，代谢可能高于纵隔和（或）肝血池，此时浸润部位的摄取不超过周围正常组织时，可判定为完全缓解；b5PS评分为3分时，在多数患者中通常预示标准治疗下预后良好，尤其是中期评效时，但在涉及PET的降阶梯临床试验中，为避免治疗不足，3分通常认为预后不佳；c可测量病灶的定义：（1）淋巴结：需按区域划分，最好纳入纵隔和腹膜后区域；（2）非淋巴结病灶：包括实体器官（如肝、脾、肾、肺等）、消化道、皮肤、可触诊的病灶

表1-6　PET 5分法（Deauville标准）

评分（分）	PET/CT检查结果
1	无摄取
2	病灶或者其他正常组织的摄取值<纵隔
3	病灶或者其他正常组织的摄取值>纵隔但<肝
4	病灶或者其他正常组织的摄取程度较肝脏适度增加
5	病灶或者其他正常组织的摄取值明显高于肝脏和（或）新病灶
X	新的摄取区域不太可能与淋巴瘤有关

第六节　淋巴瘤患者的随访

1　随访原则

参照2014年Lugano标准。

2　随访内容

病史、体检、实验室检查、影像学检查。随访超过1年者，尽量减少CT或MRI，而以胸片或超声检查

代替。通常不推荐PET/CT作为随访手段。

3 随访频率

对可治愈的淋巴瘤，如弥漫性大B细胞淋巴瘤、霍奇金淋巴瘤，在治疗结束后前2年，每3个月复查1次，以后每6个月复查1次至5年。此后每年复查1次维持终生。对不可治愈的淋巴瘤，如滤泡性淋巴瘤、套细胞淋巴瘤，建议每3~6个月复查1次，维持终生。当临床出现可疑复发征象时应立即检查，对新出现的病灶应尽量活检，以病理确诊。

第二章

霍奇金淋巴瘤

霍奇金淋巴瘤（HL）是一种累及淋巴结和淋巴系统的恶性肿瘤。开始常发生于一组淋巴结，然后逐步扩散到其他邻近淋巴结。我国HL的发病率明显低于欧美国家，年龄-发病曲线呈现单峰，高峰在40岁左右。WHO将HL分为2个主要类型，包括经典霍奇金淋巴瘤（CHL）和结节性淋巴细胞为主的霍奇金淋巴瘤（NLPHL）。CHL的特征是在炎症背景下存在Reed-Sternberg细胞，而NLPHL缺乏Reed-Sternberg细胞，其特征是存在淋巴细胞为主的细胞，有时称为爆米花细胞。其中CHL又可分为四个亚型，即结节硬化型，混合细胞型，淋巴细胞耗竭型，以及富含淋巴细胞型。我国HL以混合细胞型居多。

HL的病因和发病机制尚不明确，可能与遗传背景、EB病毒感染、免疫抑制、电离辐射及基因突变等相关。在过去几十年中，HL的治疗取得了显著进展；对大部分患者，已成为可治愈的恶性肿瘤。需综合疾病特点、一般情况、经济、社会和治疗药物等综合因素考虑个体化、多学科的整合诊治（MDT to HIM），这是进一步提高疗效和长期生存质量的关键。

第一节 病理诊断

1 切除活检

确诊HL须靠病理学检查，除组织及细胞形态学特点，还需结合免疫组化检查，必要时还要完善细胞遗传学检测。对可疑HL，初步检查通常建议行淋巴结切除活检。取浅表淋巴结活检应选浅表可触及、质韧、饱满且相对安全部位的肿大淋巴结，尽量完整切除，避免挤压及切除不完整。

2 穿刺活检

空芯针及细针穿刺（FNA）穿刺活检损伤较小，且快速简便，但取到的组织较少，有可能不足以行后续的免疫组化，造成诊断延误。在允许完整切除情况下，推荐完整淋巴结切除活检。只有在特殊情况下，如肿大淋巴结位置较深，完整切除活检风险大，或操作困难，可试行穿刺活检，结合免疫组化，由淋巴瘤病理学专家给出最终病理诊断。

3　活检手术适应证及禁忌证

无明显诱因出现肿大淋巴结应尽快切除活检，病理确诊，尤其是对抗感染治疗无效者。

淋巴结活检无绝对禁忌证。相对禁忌证为严重凝血障碍、伴出血性疾病及接受抗凝治疗、患有精神疾病等无法配合及局部皮肤伴感染者。

4　活检手术前准备

全面且仔细的体检及复习影像学检查，以确定最佳活检切口部位。完善术前检查，包括血常规、凝血常规及传染病等相关检查，并询问近期服药史以及既往心血管、血液系统等病史。切除活检术前谈话并签署同意书，告知可能的风险及活检的必要性，解除患者疑惑和恐惧，征得患者及家属的同意和配合。

5　免疫组化评估

CHL免疫表型包括CD15（＋）、CD30（＋）、PAX-5弱阳性，以及CD3（－）、CD20（－）（主要）、CD45（－）、CD79a（－）。NLPHL免疫表型包括CD20（＋）、CD45（＋）、CD79a（＋）、BCL6（＋）、PAX-5（＋），以及CD3（－）、CD15（－）、CD30（－）。诊断时需完善CD3、CD15、CD20、CD21、CD30、CD45以及CD57。

形态学和免疫组化是诊断 HL 的关键方法，对诊断不明者可能需要更多的分子标记物检测。

第二节　分期

HL 的临床分期仍采用基于 Ann Arbor 分期系统：

Ⅰ期：侵犯单个淋巴结区域（Ⅰ）或单个结外部位（ⅠE）

Ⅱ期：侵犯 2 个或 2 个以上淋巴结区域，但均在膈肌同侧（Ⅱ），可伴同侧局限性结外器官侵犯（ⅡE）

Ⅲ期：隔肌上下淋巴结区域均有侵犯（Ⅲ），可伴局限性结外器官侵犯（ⅢE）或脾侵犯（ⅢS）或两者均侵犯（ⅢES）。

Ⅳ期：在淋巴结、脾脏和咽淋巴环之外，一个或多个结外器官或组织受广泛侵犯，伴或不伴淋巴结肿大等。

每个分期可分为 A 和 B 两类，"A"表示不存在全身症状，"B"用于表示存在 B 症状，指诊断后 6 个月内不明原因发热> 38 ℃、夜间盗汗或体重下降> 10%。

第三节 治疗前评估

1 询问病史及体检

治疗前应仔细询问全面病史及体检，包括："B"症状、酒精不耐受、皮肤瘙痒、疲劳、体能状态等。体检应包括所有淋巴结区、脾脏、肝脏等部位的查体。

2 实验室检查

包括全血细胞计数[CBC]、白细胞分类、血小板计数、血沉、β2-微球蛋白、碱性磷酸酶、LDH、肝肾功能（LFT）；育龄妇女进行妊娠试验。

3 影像学检查

为进一步明确临床分期，需完善全身影像学检查。诊断性CT平扫+增强扫描范围常含颈部、胸部、腹部、骨盆，同时也含体查异常及PET/CT诊断为异常的区域。对纵隔肿块较大者，鼓励行胸部前后位和侧位的X线检查。条件允许，鼓励定期行PET/CT扫描，对HL初诊分期及疗效评估意义重大，并可指导后续治疗。

4 特殊的治疗前评估/准备

4.1 保留生育能力

以烷化剂为基础的化疗发生卵巢早衰的风险高于以非烷化剂为基础的化疗。患者如有生育需求，建议在开始烷化剂化疗或盆腔RT前考虑保留生育力的相关措施，包括：男性的精液冷冻保存，女性卵巢组织或卵母细胞冷冻保存等。

4.2 肺功能检查

若用ABVD或escalated BEACOPP治疗，特别是年长患者，应定期行肺功能检查（PFTs，包括弥散量[DLCO]）。

4.3 接种疫苗

若考虑行脾放疗，需提前接种肺炎球菌、H型流感病毒及脑膜炎球菌疫苗。

4.4 骨髓检查

在大多数情况下，如PET/CT显示骨髓摄取均一（被认为继发于细胞因子释放）则不考虑累及骨髓。如存在多灶性（3个或3个以上）骨骼PET/CT病灶，可考虑累及骨髓，一般情况下，不需再行骨髓检查。若出现血细胞减少但PET骨髓阴性，应完善骨髓检查，包含骨髓细胞学检查和骨髓活检。

4.5 心脏超声

考虑使用以阿霉素为基础的化疗，需进行定期左室射血分数评估。特别是老年和有心脏基础疾病者。

第四节 预后评价

1 HL患者分期

初诊HL常可分3型：早期预后良好型（Ⅰ-Ⅱ期无"B"症状或无大肿块）；早期预后不良型（Ⅰ-Ⅱ期伴纵隔大肿块或伴"B"症状；或伴>10cm淋巴结）；晚期疾病（Ⅲ-Ⅳ期）。

2 早期（Ⅰ-Ⅱ期）HL患者

对早期（Ⅰ-Ⅱ期）HL患者，多种因素与预后相关。≥50岁、受累区域>3处、ESR≥50mm/h、B症状及纵隔肿物是HL的不良预后因素。纵隔肿物评估最常用纵隔肿物比（MMR）进行测量。MMR是指肿块最大宽度与胸腔内最大直径的比值。MMR>0.33或胸腔肿物>10cm是不良预后因素。

3 晚期（Ⅲ-Ⅳ期）HL患者

晚期（Ⅲ-Ⅳ期）患者，常采用国际预后评分（IPS）进行预后分层。IPS确定了7项晚期HL不良预后因素，包括：①≥45岁；②男性；③Ⅳ期；④白蛋白水平<40g/L；⑤Hb<105g/L；⑥白细胞增多（计数>15×10⁹/L）；⑦淋巴细胞减少（淋巴细胞计数<WBC的8%和/或淋巴细胞计数<0.6×10⁹/L）。每个不良预后因素为1分，每个因素使生存率每年降低7%~8%。

第五节 治疗

1 早期预后良好型

对不伴大肿块的早期CHL，主要采用单纯化疗。建议先行2个周期ABVD方案（表2-1），后行PET/CT评估。Deauville评分达到1~3分者，有多种建议，若ESR<50mm/h、无结外病灶受累以及<3个病灶，建议接受ISRT（20Gy）治疗；反之再接受1周期的ABVD方案加上ISRT（30Gy）治疗；若倾向于单纯化疗，则在Deauville评分1~2分者，建议再加1~2程ABVD治疗。Deauville评分4分的者，再接受2程ABVD治疗，然后根据再次PET/CT评分结果决定后续治疗。Deauville评分5分者建议重新活检。如活检为阴性，则按照Deauville评分4分建议治疗；活检阳性者按难治性CHL处理。

表2-1　治疗霍奇金淋巴瘤的ABVD方案

药物	剂量	给药途径	给药时间	给药间隔
多柔比星	25mg/m²	静脉滴注	第1、15天	每28天重复
博来霉素	10units/m²	静脉推注	第1、15天	
长春花碱	6mg/m²	静脉推注	第1、15天	
达卡巴嗪	375mg/m²	静脉滴注	第1、15天	

2　早期预后不良型

首选 ABVD 方案治疗，最初给药 2 个周期，随后用 PET/CT 进行再分期。Deauville 评分为 1~3 分者可再接受 2 个周期的 ABVD（共 4 个周期）和 ISRT（30Gy）治疗；也可建议再加 4 周期 ABVD 化疗。Deauville 评分为 4~5 分者接受 2 个周期的提高剂量 BEACOPP 治疗后再行 PET/CT 疗效评估。如 Deauville 评分为 1~3 分，接受 ISRT（30 Gy）治疗或另增加 2 周期提高剂量的 BEACOPP，然后随访。Deauville 评分为 4~5 分者，建议重新活检。如果为阴性，按照 Deauville 评分 1~3 分者进行治疗。活检阳性者应按难治性 CHL 行治疗。

3　晚期疾病

ABVD 方案仍是 Ⅲ–Ⅳ 期 CHL 的首选标准化疗方案，最初先给药 ABVD 方案 2 周期，然后 PET/CT 评估，Deauville 评分 1~3 分者接受 4 周期 AVD 治疗。4

周期 AVD 后，策略包括对初始体积较大或选定的 PET 阳性部位行观察或 ISRT。对 Deauville 评分为 4~5 分者，推荐 2 周期的 escalated BEACOPP 方案，然后用 PET 重新评估疗效。Deauville 评分为 1~3 分者，推荐的选择是继续治疗 1 周期的 escalated BEACOPP 方案或对初始体积较大及 PET 阳性的病灶行 ISRT。对于 Deauville 评分为 4~5 分者，建议活检。如果活检结果为阴性，按上述 Deauville 评分为 1~3 分治疗。活检为阳性者应按难治性疾病的处理方法进行治疗。

对于年龄<60 岁，且 IPS 评分≥4 的 Ⅲ-Ⅳ 期 CHL，可考虑首先使用 escalated BEACOPP 方案治疗。并对基线体积较大的部位或 PET 阳性的部位进行 ISRT 治疗。由于免疫靶向治疗药物逐渐应用于临床，目前 BEA-COPP 临床应用呈下降趋势。如博来霉素不耐受，同时伴 IPS≥4 分，且无已知神经病变，可考虑维布妥昔单抗+AVD 方案治疗。

4 老年（>60岁）HL 患者的治疗

老龄是 CHL 的不良预后因素之一。ABVD 和 CHOP 方案均被纳入 Ⅰ-Ⅱ 期预后良好型老年者（>60 岁）的主要治疗选择。给予 ABVD 或 AVD 方案治疗 4 周期，然后进行 ISRT。其他治疗方案包括 CHOP 4 周期联合 ISRT（30 Gy）。

对Ⅰ-Ⅱ期预后不良型或Ⅲ-Ⅳ期老年患者，酌情选用 ABVD、维布妥昔单抗+AVD 和维布妥昔单抗维持治疗、维布妥昔单抗加 DTIC、CHOP 伴或不伴 ISRT 是主要治疗选择。

5 NLPHL 患者的治疗

NLPHL 常表现为慢性病程，与 CHL 的自然病程及对化疗的反应有所不同。大部分患者分期较早，较少伴有"B"症状、纵隔及结外侵犯或大肿块。单纯 ISRT 是早期 NLPHL 的治疗选择之一，ⅠA 期或ⅡA 期不伴大肿块者推荐采用 ISRT（30~36Gy）治疗。ⅠB/ⅡB 期及ⅠA/ⅡA 期伴大肿块、不连续病灶者，推荐化疗（ABVD、CHOP 或者 CVP 方案）联合 ISRT 及利妥昔单抗方案治疗。Ⅲ-Ⅳ期者推荐化疗及利妥昔单抗联合或不联合 ISRT 治疗。

6 复发难治性 HL 患者的管理

对复发难治性 CHL，建议在治疗前重新活检行组织病理学确诊。如活检为阴性，则行观察（PET/CT 的短间隔随访）。活检阳性者建议 PET/CT 再分期。维布妥昔单抗或联合苯达莫司汀或联合纳武利尤单抗、DHAP、GVD、ICE、IGEV、BeGEV 等方案是复发难治性 CHL 患者常用的二线全身治疗选择。建议所有患者在接受二线全身治疗后用PET/CT评估疗效。随后行大剂量化疗联合HDT/ASCR，有条件者行维布妥昔单抗维持1年。对于既往未接受过放疗的复发部位，强烈建议放疗。

苯达莫司汀、依维莫司和来那度胺可作为复发难治性CHL的后续治疗选择。纳武利尤单抗和帕博利珠单抗可作为3线或3线以上全身治疗（包括自体HSCT）后复发或进展的CHL治疗选择。清髓性预处理异基因HSCT的复发率较低，但其治疗相关性死亡率较高，主要适合部分年轻患者。此外，中国学者采用地西他滨联合PD-1单抗治疗复发难治性CHL，其CR率可达到71%，疗效明显优于PD-1单抗疗效，不良反应低，疗效持久、可部分逆转PD-1单抗耐药，值得探讨和关注。

对NLPHL，在难治性疾病或疑似疾病复发治疗前，应重新活检，以排除向侵袭性淋巴瘤的转化。活检阴性继续观察。活检证实NLPHL复发的患者接受二线治疗，主要尝试采用利妥昔单抗联合化疗方案，或大肿块或有压迫症状者给予局部放疗，然后用PET再评价。对疾病进展者进行活检，以排除转化。对接受过利妥昔单抗单药治疗的患者，可考虑利妥昔单抗维持治疗2年。若疾病转化为DLBCL，应按照DLBCL治疗。

— 第三章 —

弥漫大B细胞淋巴瘤

第一节　病理诊断

诊断弥漫大B细胞淋巴瘤（diffuse large B cell lymphoma，DLBCL）常规IHC标志物包括CD19、CD20、PAX5、CD3、CD5、CD79α、CyclinD1、Ki-67；常表现为CD19（+）、CD20（+）、PAX5（+）、CD3（-）。通过检测基因表达谱，根据细胞起源（cell of origin，COO）的不同将DLBCL分为3类，即生发中心B细胞样（germinal center B-cell like，GCB）型、活化B细胞样型（activated B-cell like，ABC）和第3型。临床上常用Han's分型进行分类，分为GCB型及非生发中心B细胞样（non-germinal center B-cell like，non-GCB）型，其中GCB型的IHC表现为：①CD10（+）、不论BCL-6和MUM1表达如何；②CD10（-）、BCL-6（+）、MUM1（-）。其他情况均为non-GCB型。

DLBCL应行FISH检测以明确BCL-2、BCL-6、MYC基因重排，有助于判断预后并选择治疗方案。

WHO造血和淋巴组织肿瘤分类淋巴瘤部分（2017年修订版）将伴MYC和BCL-2和（或）BCL-6基因易位，即遗传学特征为同时存在MYC和BCL-2或BCL-6基因重排（双打击），或同时存在MYC、BCL-2和BCL-6基因重排（三打击）的DLBCL列为一类独特分类，即高级别B细胞淋巴瘤。后者和所谓的"双表达"DLBCL，即MYC和BCL-2的IHC表达阳性（MYC蛋白表达>40%，BCL-2蛋白表达>50%）DLBCL，均提示预后不良。

第二节 分 期

对DLBCL，目前最常用的分期系统为2014 Lugano分期系统（表1-3）。

第三节 治疗前评估

1 实验室检查

1.1 实验室检查

包括血常规、肝肾功能、LDH、碱性磷酸酶、β2-微球蛋白、电解质、血沉、尿便常规、病毒（HBV、HCV、HIV及梅毒病毒）、骨髓涂片和活检、外周血涂片等。

1.2 脑脊液常规、生化、细胞学和墨汁染色检查

适用于中枢神经系统（CNS）受侵风险高的DLB-CL，包括评估CNS-IPI高危（伴有4～6个CNS受侵的危险因素：年龄>60岁、LDH升高、Ⅲ-Ⅳ期、美国东部肿瘤协作组（Eastern Cooperative Oncology Group，ECOG）体能状态（performance Status，PS）>1分、结外病变>1个、肾或肾上腺受累）、HIV相关淋巴瘤、伴MYC、BCL2和（或）BCL6重排的高级别B细胞淋巴瘤、原发睾丸DLBCL、原发皮肤DLBCL腿型、ⅠE期乳腺DLBCL等情况。

1.3 其他

育龄妇女治疗前应行妊娠试验排除妊娠。男性应考虑生殖及精子储存问题。

2 影像学及其他辅助检查

包括CT、MRI、PET/CT和超声等。原发鼻咽、胃肠的DLBCL应行鼻咽镜、胃肠镜检查。

第四节　预后评价

（1）国际预后指数（international prognostic index，IPI）是DLBCL预后的经典评价系统（表3-1、表3-2）。

（2）年龄调整的IPI（age adjusted IPI，aaIPI）适

合≤60岁的患者（表3-1、表3-2）。

（3）修正的IPI（revised IPI，R-IPI）被认为能够更好预测利妥昔单抗治疗时代患者的预后（表3-3），R-IPI 0分为预后非常好组；R-IPI 1~2分为预后好组；R-IPI 3~5分为预后差组。

（4）美国国家癌症综合网络IPI（NCCN-IPI）是在IPI基础上将年龄和LDH进一步分层形成的，能更好预测患者预后，0~1分为低危组，2~3分为低中危组，4~5分为中高危组，≥6分为高危组（表3-4）。

表3-1 IPI和aaIPI模型的危险因素及分值

预后模型	危险因素	分值（分）
IPI	年龄>60岁	1
	晚期疾病（Ⅲ-Ⅳ期）	1
	结外侵犯>1个部位	1
	乳酸脱氢酶水平>正常值	1
	ECOG PS≥2分	1
aa-IPI	晚期疾病（Ⅲ-Ⅳ期）	1
	乳酸脱氢酶水平>正常值	1
	ECOG PS≥2分	1

表3-2 基于IPI和aaIPI的危险程度分层

危险分层	IPI评分（分）[a]	aaIPI评分（分）[b]
低危组	0~1	0
低中危组	2	1
中高危组	3	2
高危组	4~5	3

注：a 适用于所有弥漫大 B 细胞淋巴瘤患者；b 适用于<60 岁弥漫大 B 细胞淋巴瘤患者

表 3-3　R-IPI 的危险因素和分值

危险因素	分值（分）
年龄>60 岁	1
晚期疾病（Ⅲ-Ⅳ期）	1
结外侵犯>1 个部位	1
乳酸脱氢酶水平>正常值	1
ECOG PS≥2 分	1

表 3-4　NCCN-IPI 的危险因素和分值

危险因素	分值（分）
年龄	
>40 岁且≤60 岁	1
>60 岁且≤75 岁	2
>75 岁	3
乳酸脱氢酶水平	
>正常值 1 倍且≤正常值 3 倍	1
>正常值 3 倍	2
Ann Arbor 分期Ⅲ-Ⅳ期	1
结外受累[a]	1
ECOG PS≥2 分	1

注：a 结外受累部位包括骨髓、中枢神经系统、肝脏、胃肠道或肺。

第三章　弥漫大 B 细胞淋巴瘤

第五节 治疗

1 一线治疗

1.1 Ⅰ-Ⅱ期的一线治疗

（1）Ⅰ-Ⅱ期不伴大包块（最大径<7.5cm）者：一线推荐3周期R-CHOP（利妥昔单抗、环磷酰胺、多柔比星、长春新碱、泼尼松）方案化疗+受累部位放疗（involved site radiotherapy，ISRT），或6周期R-CHOP方案化疗±ISRT，或4周期R-CHOP方案化疗。对于IPI=0者，4周期R-CHOP方案化疗后序贯2周期利妥昔单抗治疗也可选择。

（2）Ⅰ-Ⅱ期伴大包块（最大径≥7.5cm）者：一线推荐6周期R-CHOP方案化疗±ISRT。

（3）Ⅰ-Ⅱ期者在接受3~4周期R-CHOP方案化疗后推荐进行PET/CT检查以评估疗效，若疗效为完全缓解（PET阴性，5-PS 1~3分），则继续原方案治疗至4~6周期；若疗效为部分缓解（PET阳性，5-PS 4分），参照复发或难治性DLBCL治疗或ISRT；若疾病进展（PET阳性，5-PS 5分），需再行活检确认，并参照复发或难治性DLBCL治疗。

1.2 Ⅲ-Ⅳ期的一线治疗

（1）对Ⅲ-Ⅳ期者，一线推荐参加合适的临床试验或 R-CHOP 方案化疗。

（2）若选择 R-CHOP 方案治疗，需 2~4 周期后行疗效评价。若治疗有效（疗效为完全缓解或部分缓解），可继续 R-CHOP 方案治疗至 6 周期。

（3）6 周期 R-CHOP 方案治疗结束后需再次全面复查评价疗效，若最终疗效为完全缓解，后续可选择观察，或对初始大包块或孤立的骨受累病灶进行 ISRT；若无效或疾病进展，需再次行活检确认，并参照复发或难治性 DLBCL 患者的治疗。

1.3 特殊 DLBCL 的一线治疗

（1）左室功能较差的 DLBCL：一线可选择 R-CEPP（利妥昔单抗、环磷酰胺、依托泊苷、泼尼松、甲基苄肼）、R-CDOP（利妥昔单抗、环磷酰胺、脂质体阿霉素、长春新碱、泼尼松）、剂量调整的 R-EPOCH（利妥昔单抗、依托泊苷、泼尼松，长春新碱、环磷酰胺、阿霉素），R-CEOP（利妥昔单抗、环磷酰胺、依托泊苷、长春新碱、泼尼松）和 R-GCVP（利妥昔单抗、吉西他滨、环磷酰胺、长春新碱、泼尼松）等化疗方案。

（2）体质较差和年龄大于 80 岁且伴并发症者：一线治疗可选择 R-CEPP、R-CDOP、R-mini-CHOP 和 R-GCVP 方案等。

（3）存在中枢受侵的 DLBCL 患者：若为脑实质受

累，需在 R-CHOP 化疗基础上加用静脉大剂量甲氨蝶呤（$\geq 3g/m^2$）；若为脑膜受累，需鞘内注射甲氨蝶呤/阿糖胞苷，也可在 R-CHOP 化疗基础上静脉加用甲氨蝶呤（$3{\sim}3.5g/m^2$），或在 R-CHOP 联合鞘内注射后采用静脉甲氨蝶呤作为巩固治疗。

（4）中枢神经系统预防：具有 4~6 个中枢神经系统受侵的危险因素（危险因素包括：年龄>60 岁、乳酸脱氢酶升高、Ⅲ期或Ⅳ期、ECOG PS 评分>1 分、结外病变>1、肾或肾上腺受累）的患者、HIV 相关淋巴瘤、伴 MYC、BCL2 和（或）BCL6 重排的高级别 B 细胞淋巴瘤、原发睾丸 DLBCL、原发皮肤 DLBCL 腿型、ⅠE 期乳腺 DLBCL，应考虑中枢神经系统预防。可用鞘内注射 4~8 剂的甲氨蝶呤和（或）阿糖胞苷，或静脉应用 $3{\sim}3.5g/m^2$ 甲氨蝶呤 2~4 周期进行中枢神经预防性治疗。

（5）原发纵隔大 B 细胞淋巴瘤：一线治疗推荐方案包括：6 周期剂量调整的 R-EPOCH、6 周期 R-CHOP±ISRT、4 周期 R-CHOP 续贯 R-ICE±ISRT。纵隔残留肿瘤较为常见，因此推荐化疗结束时采用 PET/CT 评价疗效。

2 复发或难治性 DLBCL 的治疗

2.1 适合移植的 DLBCL

（1）适合移植的患者：可先进行二线方案治疗。二线治疗后获得完全缓解者，推荐参加合适的临床试验，或高剂量化疗联合自体干细胞移植±受累部位放疗（involved site radiation therapy，ISRT），或异体造血干细胞移植±ISRT（适用于自体动员失败或持续骨髓受侵的患者）；二线治疗获得部分缓解或疾病稳定或疾病进展者，若既往未用过抗 CD19 CAR-T 细胞治疗，可选择抗 CD19 CAR-T 细胞治疗，或参加临床试验，或给予其他二线治疗方案，或姑息性 ISRT，或最佳支持治疗。

（2）适合移植者二线治疗方案包括：DHAP（地塞米松、顺铂、阿糖胞苷）±R（利妥昔单抗）方案、DHAX（地塞米松、阿糖胞苷、奥沙利铂）±R 方案、GDP（吉西他滨+顺铂+地塞米松）±R 方案、ICE（异环磷酰胺+卡铂+依托泊苷）±R 方案、ESHAP（依托泊苷+甲基强的松龙+高剂量阿糖胞苷+顺铂）方案±R、GemOx（吉西他滨+奥沙利铂）±R 方案、MINE（依托泊苷+异环磷酰胺+美司钠+米托蒽醌）±R 方案等。

2.2 不适合移植的 DLBCL

（1）不适合移植者，如化疗后获得完全缓解，可随访观察；获得部分缓解或疾病稳定或疾病进展者，若既往未接受过抗 CD19 CAR-T 细胞治疗，可选择抗 CD19 CAR-T 细胞治疗，或参加临床试验，或给予其他二线治疗方案，或姑息性 ISRT，或最佳支持治疗。

（2）不适合移植者二线治疗方案包括：GemOx±R 方案、CEPP±R 方案、CEOP±R 方案、DA-EPOCH±R 方案、GDP±R 方案、吉西他滨+长春瑞滨±R 方案和利妥昔单抗单药方案、苯达莫司汀±利妥昔单抗等。

—— 第四章 ——

滤泡性淋巴瘤

第一节 病理诊断

表 4-1 滤泡性淋巴瘤病理诊断

	Ⅰ级推荐	Ⅱ级推荐	Ⅲ级推荐
获取组织的方式	可疑淋巴结（或结外病灶）切除或切取活检，腔道器官的肿瘤可经内镜活检[a]	空芯针穿刺活检	
IHC[b]	CD20、CD3、CD5、CD10、CD21、BCL2、BCL6、CD23、Ki-67[c]	MUM1[d]、CyclinD1、LMO2、MYC	
流式细胞		CD45、κ/λ、CD19、CD20、CD5、CD23、CD10	
遗传学和基因检测		IG 基因重排；(t14；18)[e]；BCL2 重排和 IRF4 / MUM1 重排[d]\ 1p36 异常、MYC重排	

注：a. 滤泡性淋巴瘤（follicular lymphoma，FL）的诊断主要基于形态学和免疫组化检查的组织病理学检查，必要时参考流式细胞术及细胞遗传学检查，在治疗前应进行完整的淋巴结切除活检，如无法进行，可行粗针穿刺活检以明确病理诊断。初次

诊断时，最好是切除或切取病变组织。对复发者，可通过粗针穿刺获取的病变组织来诊断。b. FL具有特征性的免疫表型，细胞表面表达泛B细胞抗原（CD19，CD20，CD79a），及BCL-6。典型的免疫组化为CD20（+）、CD10（+）、BCL-2（+）、CD23（+/-）、CD43（-）、BCL-6（+）、CD5（-）、Cyclin D1（-），偶发病例可出现BcL-2（-）或CD10（-）。此外针对FL 3级患者建议检查MUM-1以及Ki-67。c. Ki-67>30%在低级别FL中被认为与临床侵袭性表现有关，但尚无指导治疗的意义。d. MUM-1/IRF4可见于FL 3B级或FL伴DLBCL转化患者，常累及韦氏环及颈部淋巴结，临床表现为侵袭性但对化疗反应良好。e. FL特征性遗传学改变包括t（14；18）异位及BCL-2/IgH基因重排，导致BCL-2基因表达上调，发生率为70%~95%。

表4-2 滤泡性淋巴瘤的病理分级

分级	定义
1~2级（低级别）	0~15个中心母细胞/高倍视野
1级	0~5个中心母细胞/高倍视野
2级	6~15个中心母细胞/高倍视野
3级	>15个中心母细胞/高倍视野
3A	仍存在中心细胞
3B	中心母细胞成片浸润，无中心细胞
滤泡和弥漫的比例	滤泡的比例
滤泡为主型	>75%
滤泡—弥漫型	25%~75%
局部滤泡型	<25%
弥漫为主型	0

注：FL传统的分类方法是根据中心母细胞的数量进行分级，与临床侵袭程度大致相关。WHO分型包括1~3级，1级：每个高倍镜视野内中心母细胞个数0~5个；2级：每个高倍镜视野内中心母细胞个数6~15个；3级：每个高倍镜视野内中心母细胞

个数>15个，其中，仍保留少数中心细胞为3A级，成片中心母细胞浸润，不见中心细胞者为3B级。1~2级和大部分3A级FL患者临床表现为惰性，而3B级FL患者在某些生物学特征上与DLBCL相似。大多数研究已将3B级FL归入DLBCL，并按DLBCL进行治疗。

第二节 分期

表4-3 2014版淋巴瘤Lugano分期

分期	侵犯范围
局限期	
Ⅰ期	仅侵及单一淋巴结区域（Ⅰ期），或侵及单一结外器官不伴有淋巴结受累（ⅠE期）
Ⅱ期	侵及横膈一侧≥2个淋巴结区域（Ⅱ期），可伴有同侧淋巴结引流区域的局限性结外器官受累ⅡE期）
Ⅱ期伴大包块	包块最大直径≥7.5 cm
进展期	
Ⅲ期	侵及横膈肌上下淋巴结区域，或侵及横膈上淋巴结区+脾脏受侵（ⅢS期）
Ⅳ期	侵及淋巴结引流区域外的结外器官

A：无全身症状

B：有全身症状，包括不明原因发热（>38℃，连续3天及以上）、盗汗（连续7天及以上）或体重减轻（6个月内下降10%以上）

E：结外病变。单一结外部位受累，病变侵犯到与淋巴结/淋巴组织直接相连的器官/组织时，不记录为Ⅳ期，应在各期后记入"E"字母（如病变浸润至与左颈部淋巴结相连结的皮肤，记录为"ⅠE")

X：大肿块，肿瘤直径>胸廓宽度的1/3或融合瘤块最大径>7.5cm

S：脾脏病变

注：目前FL采用Ann-Arbor分期系统。正确的临床分期对判断FL的预后和选择治疗有重要意义。恶性淋巴瘤最早采用1965年Rye会议制定的分期，于1971年Ann Arbor会议进行修改，将其分成四期，并根据有无全身症状分为A、B两组。2014版Lugano会议对Ann-Arbor分期系统进行了修订，适用于HL和原发淋巴结的NHL，而对某些原发淋巴结外的NHL难以适用。

第三节　治疗前评估

表4-4　滤泡性淋巴瘤治疗前评估

	Ⅰ级推荐	Ⅱ级推荐	Ⅲ级推荐
常规检查	体格检查：浅表淋巴结、韦氏环、肝、脾等；体能状态评分；B症状		
实验室检查	全血细胞计数；LDH；肝肾功能；尿酸；HBV检测（表面抗原、核心抗体、e抗原和HBV DNA）	β2-微球蛋白（β2-MG）针对FLIPI 2预后评分是必需的；血清蛋白电泳和/或免疫球蛋白定量；HCV检测	
影像学检查	颈部、胸部、腹部、盆腔增强CT PET/CT（高级别FL）	颈部、胸部、腹部、盆腔平扫CT（造影剂过敏患者）PET/CT（低级别FL）超声心动图或MUGA扫描（蒽环类或蒽醌类药物治疗）	浅表淋巴结和腹部盆腔B超

续表

	I 级推荐	II 级推荐	III 级推荐
骨髓检查	骨髓穿刺和活检（骨髓活检样本至少应在1.6cm以上）		

注：治疗前必须进行以下检查：①病史；②体检：注意淋巴结累及区域，包括韦氏环和肝、脾大小；③体能状态；④B症状；⑤实验室检查包括全血细胞检查、血生化检查、血清LDH水平、β2-微球蛋白以及乙型肝炎、丙型肝炎、HIV相关检测；⑥影像学检查常规推荐颈、胸、腹、盆腔增强CT；⑦双侧或单侧骨髓活检+涂片检查，其中骨髓活检样本长度至少应在1.6cm以上；⑧常规心电图及超声心动图检查。

PET/CT有助于隐匿性病灶诊断，但临床价值不如在DLBCL和HL中重要，另外PET/CT能协助诊断FL是否转化为侵袭性淋巴瘤。

第四节 预后评价

表4-5 滤泡性淋巴瘤国际预后指数

(folicullar lymphoma IPI，FLIPI1)

项目	0分	1分
年龄（岁）	<60	≥60
血红蛋白水平（g/L）	≥120	<120
临床分期	I 或 II	III 或 IV
受侵淋巴结数目	<5	≥5
LDH	正常	升高

表 4-6　滤泡淋巴瘤国际预后指数的风险分组
与生存率

风险组	分值	患者比例（%）	5年总生存率（%）	10年总生存率（%）
低危	0或1	36	90.6	70.7
中危	2	37	77.6	50.9
高危	3～5	27	52.5	35.5

表 4-7　滤泡性淋巴瘤国际预后指数 2（FLIPI2）

项目	0分	1分
年龄（岁）	<60	≥60
血红蛋白水平（g/L）	≥120	<120
淋巴结最长径（cm）	≤6	>6
β2-微球蛋白	正常	升高
骨髓	未受侵	受侵

表 4-8　滤泡性淋巴瘤国际预后指数 2 的风险分组
与生存率

风险组	分值	5年总生存率（%）	5年无进展生存（%）
低危	0	98	79
中危	1或2	88	51
高危	3～5	77	20

注：FL预后评分（FLIPI）包括FLIPI1和FLIPI2两个评分系统。其中FLIPI1是回顾性研究分析利妥昔单抗上市前的治疗情况得

出，FLIPI2为前瞻性收集利妥昔单抗时代治疗FL的数据开发形成的预后模型。FLIPI2对治疗结局具有高度预测作用，低危、中危、高危患者的5年PFS率分别为79%、51%和20%（P<0.001），5年OS率分别为98%、88%和77%（P<0.0001）。

第五节 治疗

表4-9 滤泡性淋巴瘤1～3A级一线治疗基本原则

分期	分层	Ⅰ级推荐	Ⅱ级推荐	Ⅲ级推荐
Ⅰ/Ⅱ期	Ⅰ期/局部侵犯的Ⅱ期	受累部位放疗ISRT（2A类）	观察（2A类）ISRT+利妥昔单抗或奥妥珠单抗±化疗（2A类）利妥昔单抗或奥妥珠单抗±化疗+ISRT（腹腔大包块或者肠系膜病变的Ⅰ期患者）（2A类）	
	非局限的Ⅱ期	利妥昔单抗或奥妥珠单抗±化疗 + ISRT（2A类）	观察（2A类）	
Ⅲ/Ⅳ期	无治疗指征	等待观察（1A类）	临床试验（2A类）	
	有治疗指征	化疗±利妥昔单抗或奥妥珠单抗（2A类）	临床试验（2A类）局部放疗（缓解局部症状）（2A类）	

注：FL1~2级为惰性淋巴瘤，病程进展缓慢，除极少数病灶非常局限者经放疗±化疗有望得到治愈外，绝大部分不能治愈，因此治疗原则因临床分期不同而定。FL3B级按DLBCL治疗。FL3A级按FL还是DLBCL治疗，目前还有争议。本指南推荐FL 1~3A级按滤泡性淋巴瘤治疗。

（1）Ⅰ-Ⅱ期：以积极治疗为主，有望得到长期疾病控制。受累野放疗（involved site radiation therapy，ISRT）是标准治疗，剂量为24~30Gy。放疗联合全身免疫化疗，能改善无失败和无进展生存，但不能提高OS。对伴大肿块的Ⅰ-Ⅱ期或病灶较广泛的Ⅱ期，可一线选择免疫化疗±ISRT。对无症状或者局部淋巴结病灶切除后者，可观察等待。当化疗或放疗毒性超过可能的临床获益时，也可观察等待。

（2）Ⅲ-Ⅳ期：属不可治愈性。对无治疗指征者（无症状和低肿瘤负荷）可观察等待；有治疗指征应积极治疗。目前可选择的治疗方案较多，如化疗、免疫治疗（单药或联合治疗）、参加临床试验、局部放疗等。

治疗指征：①有适合的临床试验；②肿瘤相关症状，影响正常工作和生活；③器官功能受损；④淋巴瘤侵及骨髓继发的血细胞减少症；⑤巨块型病变（受累淋巴结区≥3个且至少存在一个淋巴结长径≥3cm；或任何淋巴结或结外肿块长径≥7cm）；⑥病情持续进展。

表4-10　滤泡性淋巴瘤1~3A级一线免疫化疗方案

分层	Ⅰ级推荐	Ⅱ级推荐	Ⅲ级推荐
一线治疗	RCHOP RCVP 苯达莫司汀+利妥昔单抗 来那度胺+利妥昔单抗	CHOP+奥妥珠单抗 CVP+奥妥珠单抗 苯达莫司汀+奥妥珠单抗 利妥昔单抗（低肿瘤负荷）	来那度胺+奥妥珠单抗
老年或体弱患者的一线治疗	利妥昔单抗 来那度胺+利妥昔单抗	烷化剂单药±利妥昔单抗	
一线维持或巩固治疗	利妥昔单抗（初诊时表现为高肿瘤负荷）	利妥昔单抗	

注：利妥昔单抗联合化疗是目前初治FL的首选标准方案。无论是CHOP、CVP，还是以氟达拉滨为基础的方案联合利妥昔单抗均可改善近期及远期疗效。目前国际上对晚期FL最佳一线方案尚未达成共识。近期研究主要集中在以CD20单抗联合各种靶向药物的"无化疗"方案，以提高疗效降低毒副反应。奥妥珠单抗（Obinutuzumab）是首个全人源化的CD20抗体，GALLIUM研究显示奥妥珠单抗联合化疗较利妥昔单抗联合化疗显著延长初治FLPFS，NMPA于2021年6月批准奥妥珠单抗上市。苯达莫司汀联合利妥昔单抗（BR）方案较R-CHOP方案延长了PFS。来那度胺联合利妥昔单抗（R2）方案与R-CHOP方案相比，疗效相当，血液学毒性更低。以上均可作为一线治疗方案之一。因Ⅲ-Ⅳ期FL属于不可治愈性疾病，大多数多次复发进展，因此治疗方案应以保护骨髓功能、保障后续治疗的长期可行性为前提。

对老年和体弱FL可选择单药治疗，主要包括利妥昔单抗，单药烷化剂（如苯丁酸氮芥、环磷酰胺）±利妥昔单抗等。RELEVANCE研究提示，老年患者也可从R2方案中获益。

维持治疗可延长晚期FL缓解时间、降低复发率。目前推荐用于维持治疗的药物为利妥昔单抗，375mg/m²，每8~12周1次，持续2年。

表4-11　复发难治性滤泡性淋巴瘤患者的治疗

	Ⅰ级推荐	Ⅱ级推荐	Ⅲ级推荐
二线治疗	RCHOP RCVP 苯达莫司汀+利妥昔单抗（既往使用过苯达莫司汀患者不推荐再使用） 来那度胺+利妥昔单抗 参照弥漫性大B细胞淋巴瘤的二线治疗方案 临床试验	CHOP+奥妥珠单抗 CVP+奥妥珠单抗 苯达莫司汀+奥妥珠单抗（既往使用过苯达莫司汀患者不推荐再使用） Copanlisib Idelalisib 利妥昔单抗 来那度胺 来那度胺+奥妥珠单抗 奥妥珠单抗	
二线维持或巩固治疗	利妥昔单抗	自体造血干细胞移植	

注：复发难治性FL标准治疗目前尚未完全统一，挽救治疗方案的选择取决于既往治疗方案的疗效、缓解持续时间、患者年龄、体能状态、复发时的病理类型以及治疗目标。对一线治疗后长期缓解且病理类型无转化的复发患者，可重新使用原治疗方案或选用其他一线治疗方案。对治疗开始12个月内复发的患者，可选用非交叉耐药的方案治疗，也可以考虑新药临床试验。在利妥昔单抗难治的FL中，奥妥珠单抗联合苯达莫司汀序贯奥妥珠单抗维持治疗较苯达莫司汀单药可显著延长PFS。AUGMENT研究显示来那度胺联合利妥昔单抗较利妥昔单抗单药也可延长PFS。部分年轻高危多次复发后化疗仍然敏感者，可酌情选用HDT/ASCT。复发、难治患者在诱导化疗获得CR或PR后，建议采用利妥昔单抗单药维持治疗，能够显著改善PFS。

自体造血干细胞移植（ASCT）：首次复发后再次缓解的患者，酌情考虑，不作常规推荐；≥2次复发且复发间隔时间短者或高滤泡性淋巴瘤国际预后指数的患者考虑；allo-HSCT主要限于ASCT后复发，复发率低于ASCT，但移植相关死亡率偏高。

PI3K抑制剂：Idelalisib为PI3K-δ亚型抑制剂，Copanlisib可抑制PI3K-α和PI3K-δ两种激酶亚型，在接受过二线治疗的复发或难治患者中可选用。

约15%的FL可发生组织学转化，其中以DLBCL最常见，年发生率为2%~3%，之后转化风险逐渐下降，转化后中位生存期为1.7年。怀疑有转化者应重新活检。转化型FL可选择放射免疫治疗、化疗±利妥昔单抗、受累野放疗或最佳支持治疗，诱导治疗缓解后可考虑HDT/ASCT或allo-HSCT作为巩固治疗。

第五章

边缘区淋巴瘤

边缘区淋巴瘤（marginal zone lymphoma，MZL）是一组异质性较强的惰性淋巴瘤，包括黏膜相关淋巴组织（MALT）淋巴瘤、结内边缘区淋巴瘤及脾边缘区淋巴瘤（SMZL）三种亚型，三者在形态学、免疫表型和基因表型方面基本相似，但其临床表现和治疗选择略有差异。胃肠道是结外 MALT 淋巴瘤最常见的原发部位，约占所有 MALT 淋巴瘤的 50%，其他常见部位包括眼附属器、腮腺、肺部、甲状腺和皮肤等，15%～20% 存在骨髓受侵。大部分 MALT 淋巴瘤为局限性疾病，约 1/3 表现为播散性。MZL 的病因与慢性感染或炎症所致的持续免疫刺激有关，胃 MALT 淋巴瘤与幽门螺杆菌（Hp）的慢性感染有关，小肠 MALT 淋巴瘤与空肠弯曲菌感染有关，甲状腺 MALT 淋巴瘤与桥本氏甲状腺炎有关，腮腺 MALT 淋巴瘤与干燥综合征有关，22%～35% 的淋巴结 MZL、脾脏 MZL 和非胃 MALT 淋巴瘤中存在 HCV 感染。

第一节　病理诊断

MZL病理诊断更多是排除法，标准主要参照2016版WHO淋巴瘤分类根据形态学和免疫组化的方法来诊断，必要时行流式细胞检测。形态学特征包括淋巴结和脾脏生发中心缩小、边缘区增宽。MZL典型的免疫表型为CD5（－）、CD10（－）、CD20（＋）、CD21（-/＋）、CD23（-/＋）、CD43（-/＋）、CyclinD1（－）以及BCL2（－）。t（11；18）、t（1；14）、t（14；18）和t（3；14）是MALT中比较常见的染色体改变。对SMZL，也可检测-7q+、3q等染色体异常或NOTCH2、KLF2等基因突变，此外，还可通过检测MYD88突变和淋巴浆细胞淋巴瘤/华氏巨球蛋白血症（LPL/WM）鉴别，以及检测BRAF突变与毛细胞白血病进行鉴别。

第二节　分　期

目前淋巴瘤应用最广泛的分期系统是Lugano分期，但是该分期系统对MZL只适用于非胃或者结内MZL，胃肠道常用Ann Arbor分期系统的Lugano改良版或胃肠道淋巴瘤的TNM分期系统（巴黎分期），而SMZL通常为脾单发，通过脾脏切除进行诊断和分期。

表5-1　边缘区淋巴瘤分期系统

分期	Ann Arbor 分期系统的 Lugano 改良版		TNM 分期	肿瘤浸润
Ⅰ期	局限于胃肠道（非连续性单个或多个病灶）			
	ⅠE	Ⅰ1 = 黏膜，黏膜下	T1N0M0	黏膜，黏膜下
	ⅠE	Ⅰ2 = 固有肌层，浆膜	T2N0M0	固有肌层
	ⅠE		T3N0M0	浆膜
Ⅱ期	扩展到腹部			
	ⅡE	Ⅱ1 = 区域淋巴结累及	T1-3N1M0	胃周淋巴结
	ⅡE	Ⅱ2 = 远处淋巴结累及	T1-3N2M0	远处区域淋巴结
ⅡE期	ⅡE	穿透浆膜累及邻近器官和组织	T4N0M0	侵犯邻近结构
Ⅳ期	Ⅳ	广泛结外累及或合并膈上淋巴结累及	T1-4N3M0	淋巴结侵犯横膈两侧/远处转移（骨髓或其他结外部位）
			T1-4N0-3M1	

第三节　治疗前评估

1　推荐对初诊Ⅱ2或ⅡE或Ⅳ期的胃MALT治疗指征

包括：①符合临床试验入组条件；②存在淋巴瘤相关的临床症状；③胃肠道出血；④终末器官损害；⑤大肿块；⑥持续或快速疾病进展；⑦患者意愿；对初诊Ⅳ期非胃MALT只有在诊断性手术切除病灶或放

疗可能导致严重并发症时可考虑对患者进行观察。

2 推荐对初诊Ⅲ-Ⅳ期NMZL治疗指征

和滤泡性淋巴瘤一样采用GELF标准，包括：①存在≥3个不同区域受累淋巴结、且每个受累淋巴结直径≥3cm；②存在直径>7cm的任何淋巴结或淋巴结外病灶；③存在B症状；④脾肿大；⑤器官压迫症状，胸、腹腔积液；⑥本病导致的血细胞减少；⑦持续或快速疾病进展；⑧符合临床试验入组条件。

3 推荐对初诊SMZL治疗指征

包括：①进行性或疼痛性脾肿大；②症状性或进行性血细胞减少如HB<100g/L、PLT<80×10⁹/L、中性粒细胞绝对值（ANC）<1.0×10⁹/L（注意与自身免疫因素导致的血细胞减少进行鉴别）。

第四节 预后评价

在预后因素方面，Ⅲ-Ⅳ期、>70岁和LDH高于正常值上限是原发结外MALT淋巴瘤3个不良的预后因素，由此组成的MALT-IPI将MALT淋巴瘤分为低、中、高3个危险分组，适用于原发胃和非原发胃的患者。对SMZL常用3个指标（血红蛋白<12g/dl，白蛋白<35g/l和LDH高于上限）作为预后模型，以及后

开发的新预后模型 HPLL（血红蛋白、血小板计数、LDH 水平和肝门外淋巴结）和 HPLL 的简化版本具有更好的预测价值。滤泡性淋巴瘤国际预后指数（FLIPI）对于 NMZL 的预后分层也具有一定意义。但目前无证据支持以上 3 种预后模型来指导 MZL 的治疗选择。

第五节　治疗

1　MALT 淋巴瘤

1.1　原发胃 MALT 淋巴瘤

主要包括抗 Hp、手术、放疗以及化疗等综合治疗手段。

（1）Ⅰ-Ⅱ1 期患者：由于 Hp 在局限期胃 MALT 淋巴瘤的发生过程中起重要作用，因此在治疗前必须进行 Hp 的相关检测，判断感染情况，决定是否需行抗 Hp 治疗。Hp 阳性者均应首先行抗 Hp 治疗。对疗前 Hp 阳性、t（11；18）阳性的患者，推荐行抗 Hp 感染治疗+受累部位放疗（ISRT），如 ISRT 有禁忌，也可联合利妥昔单抗治疗。对 Hp 阳性、t（11；18）状态不明或阴性的患者，推荐首先抗 Hp 治疗。对疗前 Hp 阴性者，首选 ISRT；如存在 ISRT 禁忌证，可选择利妥昔单抗治疗。初治患者在治疗 3 个月后需复查内镜和活检以评价疗效。如肿瘤无残存且 Hp 为阴性，可定期复

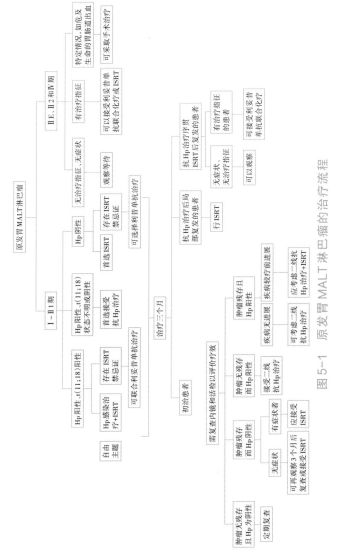

图 5-1 原发胃 MALT 淋巴瘤的治疗流程

查；如肿瘤残存而Hp阴性，患者无症状可再观察3个月后复查或接受ISRT，有症状者应接受ISRT；对肿瘤无残存而Hp阳性的患者，应接受二线抗Hp治疗；如肿瘤残存且Hp阳性，疾病无进展可考虑二线抗Hp治疗，疾病较疗前进展，应考虑二线抗Hp治疗+ISRT。对抗Hp治疗后局部复发者，推荐行ISRT；抗Hp治疗序贯ISRT后复发者，需评估是否具有治疗指征。无症状、无治疗指征者可以观察，对有治疗指征者可接受利妥昔单抗联合化疗。

（2）ⅡE、Ⅱ2和Ⅳ期患者：对无治疗指征、无症状的ⅡE、Ⅱ2和Ⅳ期患者可以观察等待。治疗指征包括影响器官功能、淋巴瘤相关症状（如胃肠道出血、腹胀等）、大肿块、疾病持续进展或患者有治疗意愿。有治疗指征者可接受利妥昔单抗联合化疗或ISRT。针对特定情况，如危及生命的胃肠道出血，可采取手术治疗。

1.2 非胃原发MALT淋巴瘤

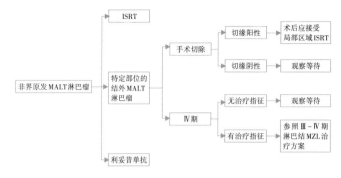

图5-2 非胃原发MALT淋巴瘤的治疗流程

对非胃MALT淋巴瘤，ISRT具有良好疗效；利妥昔单抗也可作为治疗选择；对某些特定部位的结外MALT淋巴瘤（如肺、甲状腺、结肠、小肠、乳腺等），可选择手术切除，如切缘阳性，术后应接受局部区域ISRT，切缘阴性可以选择观察等待，对一些Ⅳ期患者如有治疗指征可参考Ⅲ-Ⅳ期淋巴结MZL的治疗方案。

2 淋巴结MZL

2.1 Ⅰ-Ⅱ期

对Ⅰ期和局限Ⅱ期者，推荐ISRT，也可用ISRT+利妥昔单抗±化疗；对广泛Ⅱ期者，推荐利妥昔单抗±化疗±ISRT，无症状者也可按Ⅲ-Ⅳ期方案选择观察等待。

2.2 Ⅲ-Ⅳ期

对无治疗指征的Ⅲ-Ⅳ期，推荐观察等待；对有治疗指征者，推荐利妥昔单抗联合化疗（苯达莫司汀、CHOP或CVP），如不能耐受上述化疗方案，也可选择利妥昔联合环磷酰胺、苯丁酸氮芥或者来那度胺。治疗指征包括出现淋巴瘤相关症状、影响器官功能、淋巴瘤所致血细胞减少、大肿块、脾大、6个月内疾病持续进展。

2.3 一线治疗后的巩固治疗

对一线接受含利妥昔单抗的方案治疗后达到CR或PR者，推荐利妥昔单抗每8-12周一次巩固维持治疗2年。

2.4 二线及二线以后的治疗

一线治疗后出现复发或进展者，如无治疗指征，常能再次从观察等待中获益。进展及复发难治性患者的治疗指征和一线治疗的指征类似。对LDH升高、局部淋巴结持续增长、有结外受累、出现新症状、进展及复发者，需再行组织活检，以明确是否出现病理类型转化。二线及二线后的治疗推荐含CD20单抗（利妥昔或者奥妥珠单抗）联合化疗或新药治疗以及参加临床研究。

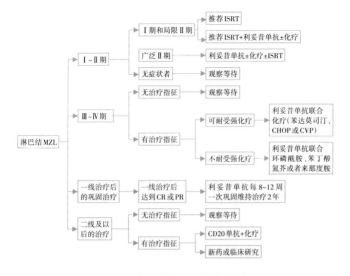

图 5-3 淋巴结 MZL 的治疗流程

3 SMZL

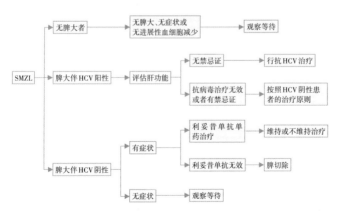

图 5-4 SMZL 的治疗流程

3.1 无脾大者

对无脾大、无症状或无进展性血细胞减少的SMZL者，可行观察等待。

3.2 脾大伴HCV阳性

评估肝功能，如无禁忌证，应行抗HCV治疗。对HCV阳性的SMZL，合适的抗HCV治疗疗效良好；抗病毒无效或有禁忌证，应按HCV阴性原则治疗。

3.3 脾大伴HCV阴性

如无症状，可采取观察等待策略。对有症状者，可用利妥昔单抗单药治疗，后续可选择维持或不维持治疗。对利妥昔单抗无效者，可行脾切除。

4 复发/难治性MZL

对复发/难治性MZL，如局部复发可考虑局部放疗；如系统治疗已经结束2年以上复发，可考虑重复之前的治疗方案，但如果2年之内出现疾病进展，则需更换其他非交叉耐药的免疫化疗方案，包括干细胞移植。可选择的非交叉耐药方案包括CD20单抗（利妥昔单抗或奥妥珠单抗）联合苯达莫司汀、R-CHOP/CVP、来那度胺±CD20单抗、单药CD20单抗、放免治疗和CAR-T细胞治疗。经上述治疗后如能获CR或PR，可用利妥昔单抗或奥妥珠单抗作为巩固维持治疗。新药方面目前美国FDA已批准BTK抑制剂伊布替尼用于一线以上含

CD20单抗治疗后进展的MZL，PI3K抑制剂Idelalisib、Copanlisib、Duvelisib和Umbralisib对多线治疗后的MZL也显示良好疗效和安全性。

— 第六章 —

套细胞淋巴瘤

第一节　流行病学

套细胞淋巴瘤（Mantle cell lymphoma，MCL）是一种罕见的 B 细胞起源非霍奇金淋巴瘤（Non-Hodgkin lymphoma，NHL）。西方国家中 MCL 约占成人NHL3%~10%，中国 MCL 约占 B 细胞淋巴瘤的 6.3%。MCL 兼具惰性和侵袭性淋巴瘤的恶性特点，侵袭性较强，临床分期较晚、结外浸润广泛，对传统放化疗不敏感，预后较差。男女比为 2~3：1，诊断的中位年龄约 68 岁。目前仍无法治愈，未观察到生存曲线平台，几乎所有患者出现复发。

第二节　预防及筛查

1　预防

（1）避免放射线照射和放射线尘埃接触。

（2）健康生活，加强运动，健康膳食，避免高脂高蛋白饮食，戒烟限酒。

（3）积极治疗自身免疫性疾病或慢性疾病。

（4）合理疏导不良情绪。

（5）定期体检。

2 筛查

（1）一般人群：临床体检，每2~3年1次。

（2）高危人群：临床体检。每年1次。高危对象：
①有放射线照射史或放射线尘埃接触史；②感染及慢
性炎症患者；③免疫功能低下，有自身免疫性疾病或
器官移植史者。

（3）上述临床体检包括以下项目：①外科体检：
浅表淋巴结、肝脏、脾脏触诊；②B超检查：浅表淋
巴结、肝脏、脾脏和腹腔淋巴结；③血常规。

第三节 诊断

1 病理诊断

MCL的诊断主要基于淋巴结穿刺活检和组织学检
查，其中包括结节状、弥漫性、多形性和囊胚性病
变，后两种类型侵袭程度更高。典型免疫学表型特征
为CD19（+），CD20（+），CD22（+），CD43（+），
CD79a（+），CD5（+），FMC7（+），sIgM / sIgD

（+++），CD23（-），CD10（-），CD200（-），BCL6（-）。病理特征为 t（11；14）（q13；q32）和 cyclin D1 过表达。但大约有 5% 的 MCL 会表现出 cyclin D1（-）cyclin D2（+）。此外 2016 年 WHO 更新了 MCL 分类，主要有两种类型，一种是由成熟 B 细胞组成非生发中心的经典性 MCL，该型无或有极少 IGHV 突变，转录因子 SOX11 会发生突变，临床表现为淋巴结和结外部位累及，侵袭性较强；另一型是比较少见（10%~20%）的非淋巴结性白血病型 MCL（leukemic non-nodal MCL），该型是一种起源于生发中心的惰性淋巴瘤，IGHV 会发生高频突变，且转录因子 SOX11 不表达或极少表达，临床表现为外周血、骨髓和脾脏受累。接受传统治疗的 MCL 中，TP53 突变提示预后更差，故行 TP53 基因检测有助判断预后。

表 6-1 套细胞淋巴瘤的诊断指标

标志物	支持	不支持
MIPI or MIPI-c 评分	低	高
Ki-67	<30%	≥30%
17p 染色体	完整	缺失
TP53	野生型	突变型
形态学	白血病/非结节性亚型	母细胞样或多形性 MCL
诱导后微小残存病灶	阴性	阳性
MCL35 表达增殖水平	低风险	高风险
抗 LRPAP1 血清反应阳性	存在	-

2 临床诊断

表6-2 套细胞淋巴瘤的临床表现

类 型	病理形态
冒烟型MCL	• [夜间盗汗，消瘦（6个月或者更短的时间内体重下降10%以上）]，不明原因发热（38℃以上） • 血清中正常水平的乳酸脱氢酶（LDH），β2-微球蛋白 • 白细胞计数< 30000K/μL • 低MIPI（套细胞淋巴瘤国际预后指数）得分 • 非骨髓组织活检中淋巴细胞Ki-67% < 30% • 组织活检呈非母细胞性/多形性细胞形态 • 最大淋巴结直径< 3cm，脾脏大小< 20cm • PET扫描（正电子发射断层扫描）显示最大标准化摄取值（SUV）< 6 • 无TP53或NOTCH1/2突变 • FISH检测无17p或MYC易位，无复杂核型
无症状性白血病非母细胞性MCL	• 外周血或骨髓单克隆B淋巴细胞增多，且伴/不伴脾肿大
经典型MCL（最常见）	• 有症状的淋巴结肿大/淋巴结外疾病 • 细胞形态学经典型或母细胞性/多形性 • 临床进展证据

第四节 分期

表6-3 套细胞淋巴瘤的临床Lugano分期

分期	受累区域
Ⅰ	单个原发病灶
ⅠE	局灶性单个结外器官淋巴结受侵犯
Ⅱ	两个或多个淋巴结受侵犯
ⅡE	伴或不伴横膈同侧其他淋巴结区域受侵犯
Ⅲ	横膈上下淋巴结同时受侵犯，可伴有局灶性相关结外器官受侵犯、脾脏受侵犯或两者皆有
Ⅳ	弥漫性（多灶性）或弥散性淋巴外器官受累

第五节 治疗前评估

（1）病史和体检（特别是浅表淋巴结和肝脾大小）。

（2）体能状态评分：ECOG。

（3）B症状：盗汗、发热、体重减轻。

（4）实验室：三大常规，肝肾功能，血LDH、β2-微球蛋白。

（5）HBV、HIV检测。

（6）病理：①淋巴结病理+免疫组化；②骨髓活检+免疫组化+流式细胞术分析免疫表型；③染色体核型和FISH检测t（11；14）（q13；q32）。有条件单位推荐IGHV突变及TP53和MYC检测。

（7）影像学：①推荐全身PET-CT或颈、胸、全腹部增强CT；②胃肠道受累时行胃肠内镜检测，Ⅰ-Ⅱ期建议常规胃肠内镜检查；③形态学母细胞性或考虑中枢神经系统受累时行腰椎穿刺及MRI；④心脏彩超（左室射血分数）或多门控探测（MUGA）扫描：考虑蒽环类方案化疗时。

第六节　预后评价

相比国际预后指数（IPI），简易套细胞淋巴瘤国际预后评分系统（mantle cell lymphoma international prognostic index，MIPI）对MCL的预后分层效果更好，目前被广泛应用（表6-4），0~3分为低危组，4~5分为中危组，6~11分为高危组。Ki-67是MCL中独立于MIPI的重要预后指标，Ki-67>30%与MCL的不良预后有关。其他不良预后因素还包括TP53突变和母细胞转化等。结合Ki-67和MIPI联合评分系统被认为能更好预测MCL预后（表6-5）。

表6-4　简易套细胞淋巴瘤国际预后评分系统

评分（分）	年龄（岁）	ECOG	LDH值/正常值	WBC（10⁹/L）
0	< 50	0~1	< 0.67	< 6.700
1	50~59	–	0.67~0.99	6.700~9.999
2	60~69	2~4	1.00~1.49	10.000~14.999
3	≥ 70	–	≥ 1.50	≥ 15.000

表6-5　MIPI联合Ki-67评估套细胞淋巴瘤患者

预后分组

MIPI-c 预后	MIPI预后	Ki-67指数
低危组	低危组	<30%
低中危组	低危组	≥30%
	中危组	<30%
高中危组	中危组	≥30%
	高危组	<30%
高危组	高危组	≥30%

第七节　治疗

MCL预后较差，目前尚无标准治疗方案，许多化疗方案有较高治疗有效率，但晚期常不能治愈。目前治疗方案主要取决于患者年龄和体质，包括利妥昔单抗联合大剂量阿糖胞苷诱导化疗、ASCT巩固治疗、利妥昔单抗维持治疗、利妥昔单抗联合化疗等，新兴治疗策略也不断涌现，如BTK抑制剂、BCL2抑制剂、CAR-T细胞治疗等。此外，预后标志物（微小残留病灶）的发现，对临床指导用药起很大推动作用。

1　惰性MCL

典型临床表现为白血病非结节性样，包括脾肿大、肿瘤负荷低、Ki-67增殖分数 < 10%。目前对年轻、无症状MCL治疗有否一定优势仍不清楚。对于惰

性MCL指南推荐的首选方案是观察，尤其对SOX11（-）的患者。对于有症状或有任何其他治疗指征的惰性MCL，NCCN指南建议重新活检并行TP53突变检测来判断后续治疗，如TP53（-）建议积极治疗，反之无明确治疗方案，且TP53突变者对化疗不敏感。

2　Ⅰ/Ⅱ期MCL

临床上诊断为Ⅰ/Ⅱ期MCL比较少见，50%以上都会出现胃肠道累及。对于Ⅰ/Ⅱ期的MCL患者，ESMO指南推荐短期传统的化疗加放疗巩固。NCCN指南也建议放疗、化疗和低侵袭性方案，或两者结合。根据对治疗的反应，可每3~6个月观察一次，或者行更积极的治疗。

3　晚期MCL

对晚期MCL，应根据年龄、有无并发症、治疗状态和治疗目标选择合适治疗方案。分为"年轻患者"适合auto-HSCT，或"年老患者"不适合HSCT。

（1）年轻患者

对年轻患者推荐行高剂量化疗及HSCT巩固治疗。推荐R-DHAP（利妥昔单抗、地塞米松、阿糖胞苷、顺铂），R-CHOP（利妥昔单抗、环磷酰胺、阿霉素、长春新碱、泼尼松龙）或R-DHAP，北欧方案（利妥昔单抗与环磷酰胺，阿霉素，长春新碱，强的松交替使用[Maxi-CHOP]，外加高剂量的阿糖胞苷），或R-Hyper CVAD（环磷酰胺、长春新碱、阿霉素、地塞米松、高剂量甲氨蝶呤和阿糖胞苷交替）。苯达莫司汀+利妥昔单抗也可参考。

（2）年龄>65岁和（或）一般状况较差、不适合ASCT的患者

一般建议不适合积极治疗的老年、身体不适的患者接受一线治疗，采用强度较低的常规化疗联合利妥昔单抗，R-CHOP，VR-CAP（硼替佐米、利妥昔单抗、环磷酰胺、阿霉素、强的松），BR，R-BAC（利妥昔单抗、阿糖胞苷、苯达莫司汀），其他方案还包括改良的R-Hyper CVAD，（适于<65岁者）以及RBAC500方案（利妥昔单抗+苯达莫司汀+阿糖胞苷），来那度胺+利妥昔单抗等。诱导治疗达到CR者应采用利妥昔单抗维持治疗。

（3）年龄≤65岁且一般状况较好、适合ASCT的患者

推荐参加合适的临床试验或用高强度诱导治疗方案，包括R-DHA（利妥昔单抗+地塞米松+阿糖胞苷）+铂类（卡铂或顺铂或奥沙利铂）方案、R-CHOP与R-DHAP交替方案、NORDIC方案（高剂量R-CHOP与利妥昔单抗+高剂量阿糖胞苷交替）、R-Hyper CVAD 方案、利妥昔单抗+苯达莫司汀序+利妥昔单抗+高剂量阿糖胞苷，其他推荐方案有苯达莫司汀+利妥昔单抗。诱导治疗达到 CR 后行 ASCT 巩固治疗，之后用利妥昔单抗维持治疗 3 年。

4 复发或难治性患者的治疗

尽管目前对 MCL 的疗法有很高的缓解率和无进展生存期，但仍不可避免复发。复发或难治性 MCL 尚无标准治疗方案，可选择一线治疗时未使用的方案。

（1）二线治疗

目前二线及以上推荐的方案包括伊布替尼±利妥昔单抗、泽布替尼、奥布替尼、来那度胺+利妥昔单抗；其他可选择的方案包括 BR 方案、RBAC500 方案、硼替佐米±利妥昔单抗、R-DHAP 方案、R-DHAX 方案、GemOx 方案、伊布替尼+来那度胺+利妥昔单抗、伊布替尼+维奈托克、维奈托克±利妥昔单抗等。根据一项 II 期临床研究结果，FDA 于 2013 年 11 月批准伊布替尼用于一线治疗失败的 MCL。2017 年 8 月，NMPA 批准伊布替尼在中国上市，用于既往至少接受过 1 种方案治疗的 MCL。一项纳入国内 9 家医疗中心 67 例复发/难治 MCL 的研究显示，中国复发/难治 MCL 接受伊布替尼治疗的疗效好，安全性可控，中位 PFS 为 21.3 个月，与单药相比，伊布替尼联合治疗显示出更理想的近期疗效和起效时间。FDA 和 NMPA 分别于2019 年 11 月和 2020 年 6 月批准泽布替尼上市，用于既往接受过至少 1 种方案治疗的成人 MCL。2020 年12 月，奥布替尼被 NMPA 批准上市，适应证为既往至少接受过 1 种方案治疗的 MCL 患者。二线治疗后获得CR 者可用 HSCT 巩固治疗。

（2）新药研发

复发难治 MCL 对普通化疗方案药物敏感性差，致二线治疗疗效差，因此，依赖于新药研发。目前用于MCL 的新药主要包括 BTK 抑制剂、BCL-2 抑制剂、免疫调节剂来那度胺以及 CAR-T 疗法等。其中，CAR-T疗法对于这类患者一个革命性治疗手段，其治疗缓解率非常高，完全缓解率高达 60%~70%，且部分患者能获持续缓解。ZUMA-2 研究于 2020 年 ASH 大会和 2021年 EBMT 大会公布了近期和远期随访结果：靶向 CD19的 CAR-T 疗法 KTE-X19 在复发难治 MCL 中近期疗效出色，ORR 达 93%，CR 率达 67%。KTE-X19 在复发难治 MCL 的远期疗效同样维持较好水平，预期 15 个月PFS 为 59.2%，OS 为 76%。

5 康复

（1）强调个体化管理治疗方案，具有靶向性，规律治疗。

（2）康复期随访：包括病史、体检、常规实验室和影像学检查。对MCL，建议每3~6个月复查1次，维持终身。

（3）中医药治疗，调整机体虚弱状态，改善免疫力，促进胃肠生理功能改善和恢复，改善MCL机体微环境。

（4）结合中医药治疗，调畅气机，调理情志。MCL的发生和转归与情志密切相关，多用理气化痰、疏肝解郁、重镇安神等缓解抑郁情绪，改善因气机郁滞造成的病理改变。

（5）心理疏导，饮食指导，健康教育，运动指导。

— 第七章 —

慢性淋巴细胞白血病/小淋巴细胞淋巴瘤

CLL/SLL 主要发生在中老年，是一种具有特殊免疫表型的成熟 B 淋巴细胞克隆增殖性肿瘤，以淋巴细胞在外周血、骨髓、脾脏和淋巴结聚集为特征。中国 CLL/SLL 发病率较低，占 NHL 的 6%~7%。中位发病年龄 65 岁，男性多发。

第一节　病理诊断

1　诊断

表 7-1　慢性淋巴细胞白血病/小淋巴细胞淋巴瘤的诊断标准

	CLL	SLL
血常规	外周血单克隆 B 淋巴细胞计数 ≥5×10^9/L	①淋巴结和（或）脾、肝肿大 ②无血细胞减少 ③外周血单克隆 B 淋巴细胞<5×10^9/L

	CLL	SLL
外周血免疫分型	CD19（+）、CD5（+）、CD23（+）、CD200（+）、CD10（-）、FMC7（-）、CD43（+/-）；表面免疫球蛋白（slg）、CD20及CD79b弱表达（dim）	
血涂片	小的、形态成熟的淋巴细胞显著增多，其细胞质少、核致密、核仁不明显、染色质部分聚集，并易见涂抹细胞；外周血淋巴细胞中不典型淋巴细胞及幼稚淋巴细胞≤55%	

2 鉴别诊断

根据外周血淋巴细胞计数明显升高、典型的淋巴细胞形态及免疫表型特征，大多数CLL容易诊断，但尚需与其他疾病，特别是其他B-CLPD相鉴别。根据CLL免疫表型积分系统（CD5（+）、CD23（+）、FMC7（-）、sIgdim、CD22/CD79bdim/-各积1分），CLL积分为4~5，其他B-CLPD为0~2分。（见表7-2）积分≤3分需结合淋巴结、脾脏、骨髓组织细胞学及遗传学、分子生物学检查等进行鉴别诊断（特别是套细胞淋巴瘤）。

表 7-2　慢性淋巴细胞白血病的英国马斯登皇家医院

（Royal Marsden Hospital，RMH）免疫标志积分系统

指标	1分	0分
CD5	阳性	阴性
CD23	阳性	阴性
FMC7	阴性	阳性
sIg	弱表达	中等/强表达
CD22/CD79b	弱表达/阴性	中等/强表达

第二节　分　期

　　CLL中位生存期约10年，但不同患者预后呈高度异质性。临床评估预后最常使用Rai和Binet两种分期系统，均仅依赖体检和简单实验室检查，不需超声、CT或MRI等影像学检查（见表7-3）。

表 7-3　慢性淋巴细胞白血病的临床分期系统

分期	定义
Binet分期	
Binet A	MBC$\geq$5×10^9/L，HGB$\geq$100g/L，PLT$\geq$100×10^9/L，<3个淋巴区域[a]
Binet B	MBC$\geq$5×10^9/L，HGB$\geq$100g/L，PLT$\geq$100×10^9/L，$\geq$3个淋巴区域
Binet C	MBC$\geq$5x10^9/L，HGB<100g/L 和（或）PLT<100×10^9/L
Rai分期	
Rai 0	仅 MBC$\geq$5×10^9/L
Rai I	MBC$\geq$5×10^9/L+淋巴结肿大
Rai II	MBC$\geq$5×10^9/L+肝和（或）脾肿大±淋巴结肿大

分期	定义
Rai Ⅲ	MBC≥5×10⁹/L+HGB<110 g/L±淋巴结/肝/脾肿大
Rai Ⅳ	MBC≥5×10⁹/L+PLT<100×10⁹/L±淋巴结/肝/脾肿大

注：a：5个淋巴区域包括颈、腋下，腹股沟（单侧或双侧均计为1个区域）、肝和脾。MBC：单克隆B淋巴细胞计数。免疫性血细胞减少不作为分期的标准。

第三节　治疗前评估

CLL治疗前（包括复发患者治疗前）必须进行全面评估。包括：①病史和体检：特别是淋巴结（包括咽淋巴环和肝脾大小）；②体能状态：ECOG和（或）疾病累积评分表（CIRS）评分；③B症状：盗汗、发热、体重减轻；④血常规：包括白细胞计数及分类、血小板计数、血红蛋白等；⑤血清生化，包括肝肾功能、电解质、LDH等；⑥血清β2-MG；⑦骨髓活检±涂片：治疗前、疗效评估及鉴别血细胞减少原因时进行，典型病例的诊断、常规随访无需骨髓检查；⑧常规染色体核型分析（CpG寡核苷酸+IL2刺激）；⑨FISH检测del（13q）、+12、del（11q）、del（17p）；⑩检测TP53和IGHV等基因突变；⑪感染筛查：HBV、HCV、HIV、EBV、CMV等检测；⑫特殊情况下检测：免疫球蛋白定量；网织红细胞计数和直接抗人球蛋白试验（怀疑有溶血时必做）；心电图、超声心动图检查（拟采用蒽环类或蒽醌类药物治疗时）；妊娠筛查（育龄期妇女），拟采用放化疗时；颈、胸、腹、盆腔增强CT；PET-CT（怀疑Richter转化时）等。

第四节　预后评价

CLL/SLL中位生存期约为10年，但预后具有异质性。临床、实验室及分子生物学指标可作为预后因素。预后意义比较明确的生物学标志有：免疫球蛋白重链基因可变区（IGHV）del（13q）、+12、del（11q）（ATM基因缺失）、del（17p）（TP53基因缺失）、TP53、NOTCH1（含非编码区）、SF3B1、BIRC3等基因，CD38、ZAP-70和CD49d表达等（见表7-4）。

表7-4　慢性淋巴细胞白血病的预后标志

生物学标志	检测方法	检测内容
染色体异常	CpG寡核苷酸+白细胞介素2（IL2）刺激	染色体核型
	荧光原位杂交（FISH）	del（13q）、+12、del（11q）（ATM基因缺失）、del（17p）（TP53基因缺失）等
基因突变	二代基因测序	TP53、NOTCH1（含非编码区）、SF3B1、BIRC3等基因
细胞表面标志	流式细胞术	CD38、ZAP-70和CD49d

目前常用慢性淋巴细胞白血病国际预后指数
（chronic lymphocytic leukemia international prognostic in-
dex，CLL-IPI）评估预后，0~1 分为低危；2~3 分为中
危；4~6 分为高危；7~10 分为极高危。CLL-IPI 低危、
中危、高危、极高危者 5 年生存率分别为 93.2%、
79.4%、63.6% 和 23.3%（见表 7-5）。

表 7-5　慢性淋巴细胞白血病国际预后指数
（CLL-IPI）

参数	不良预后因素	积分	CLL-IPI 积分	危险分层	5 年生存率（%）
TP53 异常	缺失或突变	4	0~1	低危	93.2
IGHV 突变状态	无突变	2	2~3	中危	79.4
β2-MG	>3.5mg/L	2	4~6	高危	63.6
临床分期	Rai Ⅰ~Ⅳ 或 Binet B-C	1	7~10	极高危	23.3
年龄	>65 岁	1			

注：IGHV：免疫球蛋白重链基因可变区；β2-MG：β2-微球蛋白。

第五节　治疗

1　治疗指征

不是所有 CLL 都需治疗，具备以下至少 1 项时开
始治疗：①进行性骨髓衰竭的证据：表现为血红蛋白

和（或）血小板进行性减少；②巨脾（如左肋缘下>6cm）或进行性或有症状的脾肿大；③巨块型淋巴结肿大（如最长直径>10cm）或进行性或有症状的淋巴结肿大；④进行性淋巴细胞增多，如2个月内淋巴细胞增多>50%，或淋巴细胞倍增时间（LDT）<6个月。当初始淋巴细胞<30×10⁹/L，不能单凭LDT作为治疗指征；⑤身免疫性溶血性贫血（AIHA）和（或）免疫性血小板减少症（ITP）对皮质类固醇或其他标准治疗反应不佳；⑥至少存在下列一种疾病相关症状：（a）在前6个月内无明显原因的体重下降≥10%；（b）严重疲乏（如ECOG体能状态≥2；不能进行常规活动）；（c）无感染证据，体温>38.0℃，≥2周；（d）无感染证据，夜间盗汗>1个月；⑦临床试验：符合所参加临床试验的入组条件。

不符合上述治疗指征者，每2~6个月随访1次，内容包括临床症状及体征，肝、脾、淋巴结肿大和血常规等。

2　一线治疗

根据TP53缺失和（或）突变、年龄及身体状态行分层治疗。体能状态和实际年龄均为重要参考因素；治疗前患者的CIRS评分和身体适应性极其重要。

（1）无del（17p）/TP53基因突变的CLL/SLL治

疗方案推荐

身体状态良好者：优先推荐伊布替尼单药治疗，也可选择氟达拉滨+环磷酰胺+利妥昔单抗（用于IGHV突变，且年龄小于65岁）、苯达莫司汀+利妥昔单抗（用于IGHV突变，且65岁及以上）。其他建议：泽布替尼、氟达拉滨+利妥昔单抗、氟达拉滨+环磷酰胺、维奈克拉+利妥昔单抗。

身体状态欠佳者：优先推荐：伊布替尼、苯丁酸氮芥+利妥昔单抗。其他推荐：泽布替尼、苯丁酸氮芥、利妥昔单抗、维奈克拉+利妥昔单抗。

（2）有 del（17p）/TP53 基因突变 CLL/SLL 的治疗方案推荐

表7-6　初治慢性淋巴细胞白血病治疗方案推荐

分层1	分层2	推荐	建议
无 del（17p）/TP53 基因突变的 CLL/SLL 治疗方案推荐	身体状态良好的患者	伊布替尼单药氟达拉滨+环磷酰胺+利妥昔单抗（用于 IGHV 突变，且年龄小于65岁）苯达莫司汀+利妥昔单抗（用于 IGHV 突变，且65岁及以上）	泽布替尼、氟达拉滨+利妥昔单抗、氟达拉滨+环磷酰胺、维奈克拉+利妥昔单抗
	身体状态欠佳的患者	伊布替尼苯丁酸氮芥+利妥昔单抗	泽布替尼、苯丁酸氮芥、利妥昔单抗、维奈克拉+利妥昔单抗

分层1	分层2	推荐	建议
有 del（17p）/TP53 基因突变 CLL/SLL 患者的治疗方案推荐		伊布替尼、参加临床试验	泽布替尼、维奈克拉+利妥昔单抗、大剂量甲泼泥龙+利妥昔单抗

优先推荐：伊布替尼参加临床试验。其他推荐：泽布替尼、维奈克拉+利妥昔单抗、大剂量甲泼泥龙+利妥昔单抗。

（3）一线治疗后的维持治疗

一线治疗（免疫化疗）后维持：结合微小残留病（MRD）评估和分子遗传学特征行维持治疗，对血液中 MRD≥10^{-2} 或 MRD<10^{-2} 伴 IGHV 无突变状态或 del（17p）/TP53 基因突变者，可考虑来那度胺进行维持治疗。曾以伊布替尼治疗者，可继续以其治疗。

3 复发或难治性患者的治疗

复发：患者达到 CR 或 PR，≥6 个月后 PD；难治：治疗失败（未获 PR）或最后 1 次化疗后<6 个月 PD。考虑为复发或难治性 CLL/SLL 前，须再次确认 CLL/SLL 诊断。开始后续治疗前，应再行 FISH del（17p）检测和 TP53 突变检测。

（1）无 del（17p）/TP53 基因突变的患者

身体状态良好者：优先推荐伊布替尼。其他推荐：氟达拉滨+环磷酰胺+利妥昔单抗±伊布替尼（用于IGHV突变，且<65岁）、苯达莫司汀+利妥昔单抗±伊布替尼（用于IGHV突变，且≥65岁）、泽布替尼、奥布替尼、维奈克拉+利妥昔单抗/奥妥珠单抗，大剂量甲强龙甲泼泥龙+利妥昔单抗、奥妥珠单抗、来那度胺±利妥昔单抗、参加临床试验。

身体状态欠佳者：优先推荐伊布替尼。其他推荐：苯丁酸氮芥+利妥昔单抗/奥妥珠单抗、泽布替尼、奥布替尼、维奈克拉+利妥昔单抗/奥妥珠单抗、大剂量甲泼尼龙+利妥昔单抗、奥妥珠单抗、来那度胺±利妥昔单抗、参加临床试验。

（2）有del（17p）/TP53基因突变者

优先推荐：伊布替尼、参加临床试验。其他推荐：泽布替尼、奥布替尼、维奈克拉+利妥昔单抗/奥妥珠单抗、大剂量甲泼泥龙+利妥昔单抗、来那度胺±利妥昔单抗。

二线治疗后维持：免疫化疗取得CR或PR后，使用来那度胺进行维持治疗：曾用伊布替尼、泽布替尼、奥布替尼治疗者，可持续用其治疗。

4 疗效评价

在CLL治疗中应定期评估疗效，诱导治疗通常以6个周期为宜，建议治疗3~4个周期时进行中期疗效评估，疗效标准（见表7-7）。B细胞受体（BCR）信号通路的小分子抑制剂如BTK抑制剂伊布替尼、泽布替尼、奥布替尼和PI3Kδ抑制剂艾代拉利司、杜韦利西布治疗后出现短暂淋巴细胞增高，淋巴结、脾脏缩小，淋巴细胞增高在最初几周出现，并会持续数月，此时单纯淋巴细胞增高不作为疾病进展。

表7-7　慢性淋巴细胞白血病/小淋巴细胞淋巴瘤的疗效标准

参数	CR	PR	PR-L	PD
A组：用于评价肿瘤负荷				
淋巴结肿大	无>1.5cm	缩小≥50%	缩小≥50%	增大≥50%
肝脏肿大	无	缩小≥50%	缩小≥50%	增大≥50%
脾脏肿大	无	缩小≥50%	缩小≥50%	增大≥50%
骨髓	增生正常，淋巴细胞比例<30%，无B细胞性淋巴小结；骨髓增生低下则为CR伴骨髓造血不完全恢复	骨髓浸润较基线降低≥50%，或出现B细胞性淋巴小结	骨髓浸润较基线降低≥50%，或出现B细胞性淋巴小结	
ALC	<4×10⁹/L	较基线降低≥50%	淋巴细胞升高或较基线下降≥50%	较基线升高≥50%

参数	CR	PR	PR-L	PD
B组：评价骨髓造血功能				
PLT（不使用生长因子）	>100×10^9/L	>100×10^9/L 或较基线升高≥50%	>100×10^9/L 或较基线升高≥50%	由于 CLL 本病下降≥50%
HGB（无输血、不使用生长因子）	>110g/L	>110g/L 或较基线升高≥50%	>110g/L 或较基线升高≥50%	由于 CLL 本病下降>20g/L
ANC（不使用生长因子）	>1.5×10^9/L	>1.5×10^9/L 或较基线升高>50%	>1.5×10^9/L 或较基线升高>50%	

5 支持治疗

感染预防：大多数 CLL 发病年龄较大，有体液免疫缺陷且治疗方案大多含有免疫抑制剂，因此存在较大的各种病原体（细菌、病毒）感染风险。对反复感染且 IgG<5g/L 者，需行静注丙种球蛋白（IVIG）至 IgG>5~7g/L 以提高非特异性免疫力。

HBV 再激活：参照《中国淋巴瘤合并 HBV 感染患者管理专家共识》进行预防和治疗。

免疫性血细胞减少：①糖皮质激素是一线治疗，无效者可选择行 IVIG、RTX、环孢素 A 及脾切除等治疗。②氟达拉滨相关的自身免疫性溶血，应停用并避免再次使用。

肿瘤溶解综合征（TLS）：对TLS发生风险较高者，应密切监测相关血液指标（钾、尿酸、钙、磷及LDH等），同时进行充足水化碱化。

6 随访

完成诱导治疗（一般6个周期）达CR或PR者，应定期随访，包括每3个月血细胞计数及肝、脾、淋巴结触诊检查等。伊布替尼、泽布替尼、奥布替尼等BTK抑制剂治疗后应该定期随访，包括每1~3个月血细胞计数，肝、脾、淋巴结触诊，以及BTK抑制剂相关不良反应检查等。还要特别注意继发恶性肿瘤（包括MDS、AML及实体瘤等）的出现。

— 第八章 —

T细胞淋巴瘤

第一节 病理诊断

1 外周T细胞淋巴瘤-非特指型病理诊断

外周T细胞淋巴瘤-非特指型（PTCL-NOS）由于其在形态学、免疫学、遗传学和临床表现上均无特异性，只有在排除其他独立分型的T细胞淋巴瘤后，方能做出PTCL-NOS的诊断。组织病理学表现为异型的淋巴细胞分布于副皮质区或弥漫分布。瘤细胞通常会丢失一种或多种成熟T细胞抗原（CD5或CD7），表达T细胞受体（TCR），多为α或β型，一般不表达B细胞相关抗原。PTCL-NOS的TCR基因常表现为克隆性重排。PTCL-NOS包括3种亚型，分别以GATA3、TBX21和细胞毒基因过表达为特征，GATA3型预后差。

2 NK/T 细胞淋巴瘤病理诊断

NK/T 细胞淋巴瘤（ENKTL）的病理学特征为弥漫性淋巴瘤细胞浸润，呈血管中心性、血管破坏性生长，致组织缺血坏死以及黏膜溃疡。组织坏死很常见，是导致结外 ENKTL 漏诊的主要原因。ENKTL 诊断所需免疫组化标志物包括 CD3、CD56、CD2、CD4、CD5、CD7、CD8、CD45RO、CD20、PAX5、TIA-1、granzyme B、Ki-67 及 EBV-EBER 等。ENKTL 的典型免疫表型为 CD2（+）、CD3（+）、CD56（+）、TIA-1（+）、granzyme B（+）和 EBV-EBER（+）。EBV-EBER 阴性时诊断要谨慎，如 CD56（+）、CD3（+）、细胞毒标志物均表达可诊断为 ENKTL，如 CD3（-）、CD56（-），则诊断 PTCL-NOS。60%~90% 的 ENKTL 无 TCR 基因重排。ENKTL 还需注意与未分化癌相鉴别，应增加 CK、EMA 等上皮标志物检测。

3 T 淋巴母细胞淋巴瘤病理诊断

T 淋巴母细胞淋巴瘤（T-LBL）的细胞形态有如下特点，瘤细胞中等大小，胞质少，核浆比高，胞核为圆形、椭圆形或不规则形，核膜清楚而薄，染色质细而分散，核仁常不明显（大的母细胞核仁相对明显），核分裂象多见。淋巴结受累时，淋巴结结构常完全破坏，伴被膜累及，可见"星空"现象。有时纤维组织增生分隔成多结节状。软组织中浸润细胞常呈单行排列。LBL免疫表型以TdT阳性为特点，也可增加CD99、CD10协助母细胞分化的判定。T-LBL的免疫表型为sIg（－）、CD10（－）、CD19（－）/CD20（－）、CD3ε（+/－）、CD2（+）、CD4（+）、CD8（+）、CD1α（+/－）、CD7（+）、TdT（+）。CD7、CD43不单独作为T淋巴细胞的标志物。细胞幼稚时，需增加CD34、CD117、MPO、Lys等检测，以鉴别AML。

第二节 分期

外周T细胞淋巴瘤和T淋巴母细胞淋巴瘤的分期参照2014年Lugano分期标准。结外鼻型NK/T细胞淋巴瘤仍以Ann Arbor分期为主要原则，参照Lugano分期修正原则，Ⅰ期指原发于结外部位，无区域或远处淋巴结转移；Ⅱ期指原发结外部位伴横膈同侧区域淋巴结转移；Ⅲ期指原发结外部位伴横膈两侧淋巴结转移；Ⅳ期指伴远处结外器官转移。原发结外部位广泛受侵是局部肿瘤负荷指标，是影响预后的重要因素。近年来，也有专家学者建立了TNM分期，中国南方肿瘤淋巴研究协会和亚洲淋巴瘤协作组提出了CA分期，均对NK/T细胞淋巴瘤的治疗有指导作用。

第三节　治疗前评估

（1）病史采集（包括发热、盗汗、体重减轻等B症状）、体检（尤其注意浅表淋巴结、韦氏环、肝脾等部位）、体力状态评分等。

（2）实验室检查：血尿便常规、生化检查全项、ESR、β2-微球蛋白、LDH、流病筛查。对于有CNS受侵风险因素者行腰穿，并行脑脊液常规、生化及细胞学检查。

（3）影像学：全身CT，PET/CT，MRI，内镜，心电图，超声心动图及肺功能等。

（4）骨髓检查：骨髓涂片、流式细胞学和骨髓活检。

（5）育龄期需注意在治疗前与患者讨论生育力保留问题。

第四节　预后评价

PTCL-NOS总体预后差于侵袭性B细胞淋巴瘤，5年生存率约为30%。中国PTCL一线接受CHOP和CHOPE方案的中位PFS为6.0和15.3个月，1年生存率为65.0%和83.3%。PTCL-NOS预后评分系统包括IPI和PIT，PIT的危险因素包括>60岁、LDH>正常值、ECOG评分2~4分和骨髓受侵。

ENKTL 的预后模型包括 PINK 和 PINK-E 模型，PINK 模型包括 >60 岁、远处淋巴结侵犯、Ⅲ-Ⅳ期、鼻外原发；在 PINK 模型的基础上增加外周血 EBV-DNA 水平，形成 PINK-E 模型。

成人 LBL 预后明显比儿童差，不良预后因素有 CNS 受累、诱导化疗后有残存病变等。

第五节 治疗

1 外周 T 细胞淋巴瘤-非特指型治疗

PTCL-NOS 最佳治疗方案和治疗策略仍在探索中，推荐首选合适的临床试验。若无合适的临床试验，对 IPI 低危或低中危的Ⅰ-Ⅱ期给予 4~6 个周期化疗±局部放疗±ASCT。对 IPI 高危或高中危的Ⅰ-Ⅳ期，给予 6~8 个周期化疗±局部放疗±ASCT。对复发或难治性的 PTCL-NOS，推荐参加合适的临床试验、应用二线方案治疗或姑息性放疗。

1.1 一线治疗

一线治疗推荐方案包括 CHOEP、CHOP、DA-EPOCH、维布妥昔单抗+CHP（适于 CD30 阳性者）；其他推荐方案还包括 CHOP 序贯 IVE 等。一线治疗达 CR 可随访观察或行 ASCT。造血干细胞移植能否改善生存尚缺乏前瞻性临床研究证实。但基于单臂前瞻性或回顾性临床研究推荐行造血干细胞移植，尤其是IPI评分较高的患者。对于局限期诱导化疗达CR者，也可考虑巩固放疗。一线化疗未达CR者，参照复发难治者的治疗原则。

1.2 复发或难治性患者的治疗

复发或难治性PTCL-NOS优先推荐参加合适临床试验，否则接受二线治疗（包括局部放疗）。二线治疗方案要结合是否计划移植、患者一般状况和药物不良反应等综合考虑。二线全身治疗后获CR或PR者序贯ASCT或allo-SCT。二线治疗单药方案包括西达本胺、普拉曲沙、维布妥昔单抗（针对CD30+PTCL）、吉西他滨、苯达莫司汀、来那度胺、硼替佐米等；可选择联合化疗方案包括DHAP、ESHAP、GDP、GemOx、GVD、ICE等。

2 NK/T细胞淋巴瘤治疗

2.1 一线治疗

任何期别ENKTL参加合适临床试验都是最佳选择。无危险因素的I期ENKTL（<60岁、ECOG评分0~1分、LDH正常、无原发肿瘤局部广泛侵犯）可行单纯放疗。有危险因素的I期或II期者，可行序贯化放疗、同步化放疗或夹心化放疗。ENKTL对含蒽环类药物的方案疗效不佳，推荐含左旋门冬酰胺酶或培门

冬酶为基础的化疗方案，包括 P-GemOx、DDGP、剂量调整的 SMILE 和 AspaMetDex 等。Ⅲ期或Ⅳ期 ENK-TL 和任何期别鼻外型病变可用左旋门冬酰胺酶或培门冬酶为基础的联合化疗方案±放疗，诱导化疗后获 CR 或 PR 者，可行 ASCT。

2.2 复发或难治性患者的治疗

复发或难治性 ENKTL 首先推荐合适临床试验。其他推荐方案包括单药或多药联合方案治疗，单药包括西达本胺、维布妥昔单抗（CD30 阳性者）、普拉曲沙、PD-1/PD-L1 单抗等，多药联合方案包括一线治疗中未用过含门冬酰胺酶的联合化疗方案、DHAP、ES-HAP、GDP、GemOx 和 ICE 方案等。对敏感复发者，身体状态允许，在上述治疗获得缓解后可行 ASCT，有合适供者可考虑 allo-SCT。对化疗后局部进展或复发者可行放疗。

3 T淋巴母细胞淋巴瘤治疗

3.1 一线治疗

LBL 属高度侵袭性淋巴瘤，无论Ⅰ期或Ⅳ期患者，均按全身性疾病治疗。CHOP 方案疗效差，临床上 LBL 多按 ALL 原则进行治疗，儿童 ALL 疗效优于成人。治疗过程包括诱导治疗、巩固强化、维持治疗等阶段。诱导治疗推荐采用 Berlin-Farnkfurt-Münster 方案

（环磷酰胺+长春新碱+柔红霉素+地塞米松+阿糖胞苷+甲氨蝶呤+培门冬酶和强的松），也可采用 Hyper-CVAD/MA，BFM-90 方案。诱导治疗达到 CR 后应继续巩固强化治疗，方案常用高剂量阿糖胞苷+高剂量甲氨蝶呤。对无骨髓受侵者，可考虑在巩固化疗后尽快行 ASCT。ASCT 后应予甲氨蝶呤+6-巯基嘌呤或6-硫代鸟嘌呤维持治疗，总的治疗周期至少2年。预防性鞘内注射有利降低 CNS 复发风险，应尽早开始腰椎穿刺、鞘内注射进行 CNS 预防治疗，常用的鞘内注射药物有甲氨蝶呤、阿糖胞苷和皮质类固醇等。纵隔是 LBL 最主要的复发部位，放疗可降低纵隔复发率。由于纵隔放疗有诸多不良反应，不推荐用于儿童 LBL 的常规治疗，可作为成人 LBL 的巩固治疗手段。

3.2 复发或难治性患者的治疗

初治高危和复发或难治性患者，可选择参加合适临床试验等，有条件者可考虑 allo-SCT。

[1] 樊代明. 整合肿瘤学·临床卷[M]. 北京：科学出版社，2021.

[2] 樊代明. 整合肿瘤学·基础卷[M]. 西安：世界图书出版西安有限公司，2021.

[3] 中华人民共和国国家卫生健康委员会. 淋巴瘤诊疗规范（2018年版）[M]. 2018.

[4] 中国抗癌协会淋巴瘤专业委员会，中国医师协会肿瘤医师分会，中国医疗保健国际交流促进会肿瘤内科分会. 中国淋巴瘤治疗指南（2021年版）[J]. 中华肿瘤杂志，2021，43（7）：29.

[5] SWERDLOW S H. WHO classification of tumours of haematopoietic and lymphoid tissues in 2008：an overview [J]. Pathologica，2010，102（3）：83-7.

[6] 李小秋. 恶性淋巴瘤的组织形态分析 [J]. 中华病理学杂志，2011，40（4）：3.

[7] 沈志祥，朱雄增. 恶性淋巴瘤（第2版）[M]. 北京：人民卫生出版社，2011.

[8] ALIZADEH A A，EISEN M B，DAVIS R E，et al. Distinct types of diffuse large B-cell lymphoma identified by gene expressionprofiling [J]. Nature，2000，403（6769）：503.

[9] SCOTT D W，WRIGHT G W，WILLIAMS P M，et al. Determining cell-of-origin subtypes of diffuse large B-cell lymphoma using gene expression in formalin-fixed paraffin-embedded tissue [J]. 2014.

[10] YAN W H，JIANG X N，WANG W G，et al. Cell-of-Origin Subtyping of Diffuse Large B-Cell Lymphoma by Using a qPCR-based Gene Expression Assay on Formalin-Fixed Paraffin-Embedded Tissues [J]. Frontiers in Oncology，2020，10.

[11] LISTER T A，CROWTHER D，SUTCLIF FE S B，et al. Re-

port of a committee convened to discuss the evaluation and staging of patients with Hodgkin's disease: Cotswolds meeting [J]. Journal of Clinical Oncology Official Journal of the American Society of Clinical Oncology, 1989, 7 (11): 1630-6.

[12] CHESON B D, FISHER R I, BARRINGTON S F, et al. Recommendations for Initial Evaluation, Staging, and Response Assessment of Hodgkin and Non-Hodgkin Lymphoma: The Lugano Classification [J]. Journal of Clinical Oncology, 2014, 32 (27).

[13] GROUP I C-I W. An international prognostic index for patients with chronic lymphocytic leukaemia (CLL-IPI): a meta-analysis of individual patient data [J]. The Lancet Oncology, 2016, 17 (6): 779-90.

[14] OLSEN E, VONDERHEID E, PIMPINELLI N, et al. Revisions to the staging and classification of mycosis fungoides and Sezary syndrome: a proposal of the International Society for Cutaneous Lymphomas (ISCL) and the cutaneous lymphoma task force of the European Organization of Research and Treatment of Cancer (EORTC) [J]. Blood, The Journal of the American Society of Hematology, 2007, 110 (6): 1713-22.

[15] KIM S J, YOON D H, JACCARD A, et al. A prognostic index for natural killer cell lymphoma after non-anthracycline-based treatment: a multicentre, retrospective analysis [J]. The lancet oncology, 2016, 17 (3): 389-400.

[16] SCHMITZ N, ZEYNALOVA S, NICKELSEN M, et al. CNS International Prognostic Index: a risk model for CNS relapse in patients with diffuse large B-cell lymphoma treated with R-CHOP [J]. Journal of Clinical Oncology, 2016, 34 (26): 3150-6.

[17] YOUNES A, HILDEN P, COIFFIER B, et al. International Working Group consensus response evaluation criteria in lym-

phoma（RECIL 2017）[J]. Annals of Oncology，2017，28（7）：1436-47.

[18] GREEN T M，YOUNG K H，VISCO C，et al. Immunohisto-chemical double-hit score is a strong predictor of outcome in patients with diffuse large B-cell lymphoma treated with rituximab plus cyclophosphamide，doxorubicin，vincristine，and prednisone [J]. J Clin Oncol，2012，30（28）：3460-7.

[19] PROJECT I N-H S L P F. A predictive model for aggressive non-Hodgkin's lymphoma [J]. New England Journal of Medicine，1993，329（14）：987-94.

[20] SEHN L H，BERRY B，CHHANABHAI M，et al. The revised International Prognostic Index（R-IPI）is a better predictor of outcome than the standard IPI for patients with diffuse large B-cell lymphoma treated with R-CHOP [J]. Blood，2007，109（5）：1857-61.

[21] ZHOU Z，SEHN L H，RADEMAKER A W，et al. An enhanced International Prognostic Index（NCCN-IPI）for patients with diffuse large B-cell lymphoma treated in the rituximab era [J]. Blood，The Journal of the American Society of Hematology，2014，123（6）：837-42.

[22] PERSKY D O，UNGER J M，SPIER C M，et al. Phase II study of rituximab plus three cycles of CHOP and involved-field radiotherapy for patients with limited-stage aggressive B-cell lymphoma：Southwest Oncology Group study 0014 [J]. Journal of clinical oncology，2008，26（14）：2258-63.

[23] WäSTERLID T，BICCLER J，BROWN P，et al. Six cycles of R-CHOP-21 are not inferior to eight cycles for treatment of diffuse large B-cell lymphoma：a Nordic Lymphoma Group Population-based Study [J]. Annals of Oncology，2018，29（8）：1882-3.

[24] POESCHEL V，HELD G，ZIEPERT M，et al. Four versus six

淋巴瘤

参考文献

cycles of CHOP chemotherapy in combination with six applications of rituximab in patients with aggressive B-cell lymphoma with favourable prognosis (FLYER): a randomised, phase 3, non-inferiority trial [J]. The Lancet, 2019, 394 (10216): 2271-81.

[25] HELD G, MURAWSKI N, ZIEPERT M, et al. Role of radiotherapy to bulky disease in elderly patients with aggressive B-cell lymphoma [J]. Journal of Clinical Oncology, 2014, 32 (11): 1112-8.

[26] PFREUNDSCHUH M, KUHNT E, TRüMPER L, et al. CHOP-like chemotherapy with or without rituximab in young patients with good-prognosis diffuse large-B-cell lymphoma: 6-year results of an open-label randomised study of the Mab-Thera International Trial (MInT) Group [J]. The lancet oncology, 2011, 12 (11): 1013-22.

[27] PERSKY D O, LI H, STEPHENS D M, et al. Positron emission tomography -directed therapy for patients with limited-stage diffuse large B-cell lymphoma: Results of Intergroup National Clinical Trials Network Study S1001 [J]. Journal of clinical oncology: official journal of the American Society of Clinical Oncology, 2020, 38 (26): 3003-11.

[28] MARTINO R, PEREA G, CABALLERO M D, et al. Cyclophosphamide, pegylated liposomal doxorubicin (Caelyx), vincristine and prednisone (CCOP) in elderly patients with diffuse large B-cell lymphoma: results from a prospective phase II study [J]. haematologica, 2002, 87 (8): 822-7.

[29] ZAJA F, TOMADINI V, ZACCARIA A, et al. CHOP-rituximab with pegylated liposomal doxorubicin for the treatment of elderly patients with diffuse large B-cell lymphoma [J]. Leukemia & lymphoma, 2006, 47 (10): 2174-80.

[30] FIELDS P A, TOWNSEND W, WEBB A, et al. De novo

treatment of diffuse large B-cell lymphoma with rituximab, cyclophosphamide, vincristine, gemcitabine, and prednisolone in patients with cardiac comorbidity: a United Kingdom National Cancer Research Institute trial [J]. J Clin Oncol, 2014, 32 (4): 282-7.

[31] PEYRADE F, JARDIN F, THIEBLEMONT C, et al. Attenuated immunochemotherapy regimen (R-miniCHOP) in elderly patients older than 80 years with diffuse large B-cell lymphoma: a multicentre, single-arm, phase 2 trial [J]. The lancet oncology, 2011, 12 (5): 460-8.

[32] DUNLEAVY K, PITTALUGA S, MAEDA L S, et al. Dose-adjusted EPOCH-rituximab therapy in primary mediastinal B-cell lymphoma [J]. New England Journal of Medicine, 2013, 368 (15): 1408-16.

[33] NEELAPU S S, LOCKE F L, BARTLETT N L, et al. Axicabtagene ciloleucel CAR T-cell therapy in refractory large B-cell lymphoma [J]. New England Journal of Medicine, 2017, 377 (26): 2531-44.

[34] LOCKE F L, GHOBADI A, JACOBSON C A, et al. Long-term safety and activity of axicabtagene ciloleucel in refractory large B-cell lymphoma (ZUMA-1): a single-arm, multicentre, phase 1 - 2 trial [J]. The lancet oncology, 2019, 20 (1): 31-42.

[35] SCHUSTER S J, BISHOP M R, TAM C S, et al. Tisagenlecleucel in adult relapsed or refractory diffuse large B-cell lymphoma [J]. New England Journal of Medicine, 2019, 380 (1): 45-56.

[36] GISSELBRECHT C, SCHMITZ N, MOUNIER N, et al. Rituximab maintenance therapy after autologous stem-cell transplantation in patients with relapsed CD20+ diffuse large B-cell lymphoma: final analysis of the collaborative trial in re-

lapsed aggressive lymphoma [J]. Journal of Clinical Oncology, 2012, 30 (36): 4462.

[37] LIGNON J, SIBON D, MADELAINE I, et al. Rituximab, dexamethasone, cytarabine, and oxaliplatin (R-DHAX) is an effective and safe salvage regimen in relapsed/refractory B-cell non-Hodgkin lymphoma [J]. Clinical Lymphoma Myeloma and Leukemia, 2010, 10 (4): 262-9.

[38] CRUMP M, KURUVILLA J, COUBAN S, et al. Randomized comparison of gemcitabine, dexamethasone, and cisplatin versus dexamethasone, cytarabine, and cisplatin chemotherapy before autologous stem-cell transplantation for relapsed and refractory aggressive lymphomas: NCIC-CTG LY. 12 [J]. 2014.

[39] KEWALRAMANI T, ZELENETZ A D, NIMER S D, et al. Rituximab and ICE as second-line therapy before autologous stem cell transplantation for relapsed or primary refractory diffuse large B-cell lymphoma [J]. Blood, 2004, 103 (10): 3684-8.

[40] MARTiN A, CONDE E, ARNAN M, et al. R-ESHAP as salvage therapy for patients with relapsed or refractory diffuse large B-cell lymphoma: the influence of prior exposure to rituximab on outcome. A GEL/TAMO study [J]. Haematologica, 2008, 93 (12): 1829-36.

[41] MOUNIER N, EL GNAOUI T, TILLY H, et al. Rituximab plus gemcitabine and oxaliplatin in patients with refractory/relapsed diffuse large B-cell lymphoma who are not candidates for high-dose therapy. A phase II Lymphoma Study Association trial [J]. Haematologica, 2013, 98 (11): 1726.

[42] CHAO N J, ROSENBERG S A, HORNING S J. CEPP (B): an effective and well-tolerated regimen in poor-risk, aggressive non-Hodgkin's lymphoma [J]. 1990.

[43] WEIDMANN E, KIM S-Z, ROST A, et al. Bendamustine is

effective in relapsed or refractory aggressive non-Hodgkin's lymphoma [J]. Annals of Oncology, 2002, 13 (8): 1285-9.

[44] WANG S A, WANG L, HOCHBERG E P, et al. Low histologic grade follicular lymphoma with high proliferation index: morphologic and clinical features [J]. The American journal of surgical pathology, 2005, 29 (11): 1490-6.

[45] KATZENBERGER T, KALLA J, LEICH E, et al. A distinctive subtype of t (14; 18) -negative nodal follicular non-Hodgkin lymphoma characterized by a predominantly diffuse growth pattern and deletions in the chromosomal region 1p36 [J]. Blood, The Journal of the American Society of Hematology, 2009, 113 (5): 1053-61.

[46] HANS C P, WEISENBURGER D D, VOSE J M, et al. A significant diffuse component predicts for inferior survival in grade 3 follicular lymphoma, but cytologic subtypes do not predict survival [J]. Blood, The Journal of the American Society of Hematology, 2003, 101 (6): 2363-7.

[47] SCHÖDER H, NOY A, GØNEN M, et al. Intensity of 18fluorodeoxyglucose uptake in positron emission tomography distinguishes between indolent and aggressive non-Hodgkin's lymphoma [J]. Journal of Clinical Oncology, 2005, 23 (21): 4643-51.

[48] NOY A, SCHÖDER H, GöNEN M, et al. The majority of transformed lymphomas have high standardized uptake values (SUVs) on positron emission tomography (PET) scanning similar to diffuse large B-cell lymphoma (DLBCL) [J]. Annals of Oncology, 2009, 20 (3): 508-12.

[49] NOOKA A, NABHAN C, ZHOU X, et al. Examination of the follicular lymphoma international prognostic index (FLIPI) in the National LymphoCare study (NLCS): a prospective US patient cohort treated predominantly in community practices [J].

Annals of oncology, 2013, 24（2）: 441-8.

[50] SOLAL-CéLIGNY P, ROY P, COLOMBAT P, et al. Follicular lymphoma international prognostic index [J]. Blood, 2004, 104（5）: 1258-65.

[51] FEDERICO M, BELLEI M, MARCHESELLI L, et al. Follicular lymphoma international prognostic index 2: a new prognostic index for follicular lymphoma developed by the international follicular lymphoma prognostic factor project [J]. Journal of Clinical Oncology, 2009, 27（27）: 4555-62.

[52] MACMANUS M, FISHER R, ROOS D, et al. Randomized trial of systemic therapy after involved-field radiotherapy in patients with early-stage follicular lymphoma: TROG 99.03 [J]. Journal of Clinical Oncology, 2018, 36（29）: 2918-25.

[53] NASTOUPIL L J, SINHA R, BYRTEK M, et al. Outcomes following watchful waiting for stage II - IV follicular lymphoma patients in the modern era [J]. British journal of haematology, 2016, 172（5）: 724-34.

[54] FEDERICO M, LUMINARI S, DONDI A, et al. R-CVP versus R-CHOP versus R-FM for the initial treatment of patients with advanced-stage follicular lmphoma: results of the FOLL05 trial conducted by the Fondazione Italiana Linfomi [J]. 2013.

[55] MARCUS R, DAVIES A, ANDO K, et al. Obinutuzumab for the first-line treatment of follicular lymphoma [J]. New England Journal of Medicine, 2017, 377（14）: 1331-44.

[56] FLINN I W, VAN DER JAGT R, KAHL B, et al. First-line treatment of patients with indolent non-Hodgkin lymphoma or mantle-cell lymphoma with bendamustine plus rituximab versus R-CHOP or R-CVP: results of the BRIGHT 5-year follow-up study [J]. Journal of Clinical Oncology, 2019, 37（12）: 984.

[57] MORSCHHAUSER F, FOWLER N H, FEUGIER P, et al. Rituximab plus lenalidomide in advanced untreated follicular lymphoma [J]. New England Journal of Medicine, 2018, 379 (10): 934-47.

[58] BACHY E, SEYMOUR J F, FEUGIER P, et al. Sustained progression-free survival benefit of rituximab maintenance in patients with follicular lymphoma: long-term results of the PRIMA study [J]. Journal of Clinical Oncology, 2019, 37 (31): 2815.

[59] SHI Y-K, HONG X-N, YANG J-L, et al. Bendamustine treatment of Chinese patients with relapsed indolent non-Hodgkin lymphoma: a multicenter, open-label, single-arm, phase 3 study [J]. Chinese medical journal, 2021, 134 (11): 1299.

[60] SEHN L H, CHUA N, MAYER J, et al. Obinutuzumab plus bendamustine versus bendamustine monotherapy in patients with rituximab-refractory indolent non-Hodgkin lymphoma (GADOLIN): a randomised, controlled, open-label, multi-centre, phase 3 trial [J]. The Lancet Oncology, 2016, 17 (8): 1081-93.

[61] LEONARD J P, TRNENY M, IZUTSU K, et al. AUGMENT: a phase III study of lenalidomide plus rituximab versus placebo plus rituximab in relapsed or refractory indolent lymphoma [J]. Journal of Clinical Oncology, 2019, 37 (14): 1188.

[62] SMITH S M, GODFREY J, AHN K W, et al. Autologous transplantation versus allogeneic transplantation in patients with follicular lymphoma experiencing early treatment failure [J]. Cancer, 2018, 124 (12): 2541-51.

[63] VAN OERS M H, VAN GLABBEKE M, GIURGEA L, et al. Rituximab maintenance treatment of relapsed/resistant follicular non-Hodgkin's lymphoma: long-term outcome of the EORTC

20981 phase III randomized intergroup study [J]. Journal of Clinical Oncology, 2010, 28 (17): 2853.

[64] SALLES G, SCHUSTER S J, DE VOS S, et al. Efficacy and safety of idelalisib in patients with relapsed, rituximab-and alkylating agent-refractory follicular lymphoma: a subgroup analysis of a phase 2 study [J]. Haematologica, 2017, 102 (4): e156.

[65] DREYLING M, SANTORO A, MOLLICA L, et al. Phosphatidylinositol 3-kinase inhibition by copanlisib in relapsed or refractory indolent lymphoma [J]. Journal of Clinical Oncology, 2017, 35 (35): 3898-905.

[66] SARKOZY C, MAURER M J, LINK B K, et al. Cause of Death in Follicular Lymphoma in the First Decade of the Rituximab Era: A Pooled Analysis of French and US Cohorts [J]. Journal of clinical oncology: official journal of the American Society of Clinical Oncology, 2019, 37 (2): 144.

[67] ZUCCA, MOREAU, ANNE. Final Results of the IELSG-19 Randomized Trial of Mucosa-Associated Lymphoid Tissue Lymphoma: Improved Event-Free and Progression-Free Survival With Rituximab Plus Chlorambucil Versus Either Chlorambucil or Rituximab Monotherapy [J]. Journal of Clinical Oncology, 2017, 35 (17): 1905-12.

[68] RUMMEL M J, NIEDERLE N, MASCHMEYER G, et al. Bendamustine plus rituximab versus CHOP plus rituximab as first-line treatment for patients with indolent and mantle-cell lymphomas: an open-label, multicentre, randomised, phase 3 non-inferiority trial [J]. Lancet, 2013, 381 (9873): 1203-10.

[69] FLINN I W, VAN DER JAGT R, KAHL B S, et al. Randomized trial of bendamustine-rituximab or R-CHOP/R-CVP in first-line treatment of indolent NHL or MCL: the BRIGHT

study [J]. Blood，The Journal of the American Society of Hematology，2014，123（19）：2944-52.

[70] SALAR A，DOMINGO-DOMENECH E，PANIZO C，et al. Long-term results of a phase 2 study of rituximab and bendamustine for mucosa-associated lymphoid tissue lymphoma [J]. Blood，The Journal of the American Society of Hematology，2017，130（15）：1772-4.

[71] FOWLER N H，DAVIS R E，RAWAL S，et al. Safety and activity of lenalidomide and rituximab in untreated indolent lymphoma：an open-label，phase 2 trial [J]. The Lancet Oncology，2014，15（12）：1311-8.

[72] WILLIAMS M E，HONG F，GASCOYNE R D，et al. Rituximab extended schedule or retreatment trial for low tumour burden non - follicular indolent B - cell non - Hodgkin lymphomas：Eastern Cooperative Oncology Group Protocol E4402 [J]. British journal of haematology，2016，173（6）：867-75.

[73] TSIMBERIDOU A M，CATOVSKY D，SCHLETTE E，et al. Outcomes in patients with splenic marginal zone lymphoma and marginal zone lymphoma treated with rituximab with or without chemotherapy or chemotherapy alone [J]. Cancer：Interdisciplinary International Journal of the American Cancer Society，2006，107（1）：125-35.

[74] ELSE M，MARíN-NIEBLA A，DE LA CRUZ F，et al. Rituximab，used alone or in combination，is superior to other treatment modalities in splenic marginal zone lymphoma [J]. British journal of haematology，2012，159（3）：322-8.

[75] KALPADAKIS C，PANGALIS G A，ANGELOPOULOU M K，et al. Treatment of splenic marginal zone lymphoma with rituximab monotherapy：progress report and comparison with splenectomy [J]. The oncologist，2013，18（2）：190.

[76] VANAZZI A，GRANA C，CROSTA C，et al. Efficacy of

90Yttrium-ibritumomab tiuxetan in relapsed/refractory extranodal marginal-zone lymphoma [J]. Hematological oncology, 2014, 32（1）: 10-5.

[77] SACCHI S, MARCHESELLI R, BARI A, et al. Safety and efficacy of lenalidomide in combination with rituximab in recurrent indolent non-follicular lymphoma: final results of a phase II study conducted by the Fondazione Italiana Linfomi [J]. haematologica, 2016, 101（5）: e196.

[78] FLINN I W, MILLER C B, ARDESHNA K M, et al. DYNAMO: a phase II study of duvelisib（IPI-145）in patients with refractory indolent non-Hodgkin lymphoma [J]. Journal of Clinical Oncology, 2019, 37（11）: 912-+.

[79] NOY A, DE VOS S, THIEBLEMONT C, et al. Targeting Bruton tyrosine kinase with ibrutinib in relapsed/refractory marginal zone lymphoma [J]. Blood, The Journal of the American Society of Hematology, 2017, 129（16）: 2224-32.

[80] GOPAL A K, KAHL B S, DE VOS S, et al. PI3Kδ inhibition by idelalisib in patients with relapsed indolent lymphoma [J]. New England Journal of Medicine, 2014, 370（11）: 1008-18.

[81] WITZIG T E, WIERNIK P H, MOORE T, et al. Lenalidomide Oral Monotherapy Produces Durable Responses in Relapsed or Refractory Indolent Non-Hodgkin's Lymphoma [J]. Journal of Clinical Oncology Official Journal of the American Society of Clinical Oncology, 2009, 27（32）: 5404.

[82] MIAO Y, CAO L, SUN Q, et al. Spectrum and immunophenotyping of 653 patients with B-cell chronic lymphoproliferative disorders in China: A single-centre analysis [J]. Hematological Oncology, 2017.

[83] JAIN P, DREYLING M, SEYMOUR J F, et al. High-Risk Mantle Cell Lymphoma: Definition, Current Challenges, and

Management [J]. Journal of Clinical Oncology, 2020, 38 (36): JCO.20.02287.

[84] SWER D LOW S H, CAMPO E, PILERI S A, et al. The 2016 revision of the World Health Organization classification of lymphoid neoplasms – ScienceDirect [J]. Blood, 2016.

[85] CHEAH C Y, SEYMOUR J F, WANG M L. Mantle cell lymphoma [J]. Journal of clinical oncology, 2016, 34 (11): 1256-69.

[86] ROYO C, NAVARRO A, CLOT G, et al. Non-nodal type of mantle cell lymphoma is a specific biological and clinical subgroup of the disease [J]. Leukemia, 2012, 26 (8): 1895-8.

[87] ESKELUND C W, DAHL C, HANSEN J W, et al. TP53 mutations identify younger mantle cell lymphoma patients who do not benefit from intensive chemoimmunotherapy [J]. Blood, 2017, 130 (17).

[88] JAIN P, WANG M. Mantle cell lymphoma: 2019 update on the diagnosis, pathogenesis, prognostication, and management [J]. American journal of hematology, 2019, 94 (6): 710-25.

[89] GEISLER C H, KOLSTAD A, LAURELL A, et al. The Mantle Cell Lymphoma International Prognostic Index (MIPI) is superior to the International Prognostic Index (IPI) in predicting survival following intensive first-line immunochemotherapy and autologous stem cell transplantation (ASCT) [J]. Blood, The Journal of the American Society of Hematology, 2010, 115 (8): 1530-3.

[90] HOSTER E, DREYLING M, KLAPPER W, et al. A new prognostic index (MIPI) for patients with advanced-stage mantle cell lymphoma [J]. Blood, The Journal of the American Society of Hematology, 2008, 111 (2): 558-65.

[91] HOSTER E, ROSENWALD A, BERGER F, et al. Prognostic

Value of Ki-67 Index, Cytology, and Growth Pattern in Mantle-Cell Lymphoma: Results From Randomized Trials of the European Mantle Cell Lymphoma Network [J]. Journal of Clinical Oncology, 2016: JCO.2015.63.8387.

[92] DABAJA B S, ZELENETZ A, NG A, et al. Early-stage mantle cell lymphoma: a retrospective analysis from the International Lymphoma Radiation Oncology Group (ILROG) [J]. Annals of Oncology, 2017, 28 (9): 2185-90.

[93] DREYLING M, CAMPO E, HERMINE O, et al. Newly diagnosed and relapsed mantle cell lymphoma: ESMO Clinical Practice Guidelines for diagnosis, treatment and follow-up [J]. Annals of Oncology, 2017, 28: iv62-iv71.

[94] MCKAY P, LEACH M, JACKSON B, et al. Guideline for the management of mantle cell lymphoma [J]. British journal of haematology, 2018, 182 (1): 46-62.

[95] WANG M L, RULE S, MARTIN P, et al. Targeting BTK with ibrutinib in relapsed or refractory mantle-cell lymphoma [J]. New England Journal of Medicine, 2013, 369 (6): 507-16.

[96] LI G, LIU X, CHEN X. Simultaneous development of zanubrutinib in the USA and China [J]. Nature Reviews Clinical Oncology, 2020, 17 (10): 589-90.

[97] SONG Y, ZHOU K, ZOU D, et al. Treatment of Patients with Relapsed or Refractory Mantle - Cell Lymphoma with Zanubrutinib, a Selective Inhibitor of Bruton's Tyrosine Kinase [J]. Clinical Cancer Research, 2020, 26 (16): 4216-24.

[98] QIN Y, SONG Y, SHEN Z, et al. Safety and efficacy of obinutuzumab in Chinese patients with B-cell lymphomas: a secondary analysis of the GERSHWIN trial [J]. Cancer Communications, 2018, 38 (1): 1-9.

[99] GOY A, SINHA R, WILLIAMS M E, et al. Single-agent lenalidomide in patients with mantle-cell lymphoma who relapsed

or progressed after or were refractory to bortezomib: phase II
MCL-001 (EMERGE) study [J]. Journal of clinical oncology,
2013, 31 (29): 3688.

[100] FISHER R I, BERNSTEIN S H, KAHL B S, et al. Multi-
center phase II study of bortezomib in patients with relapsed or
refractory mantle cell lymphoma [J]. Journal of clinical oncolo-
gy, 2006, 24 (30): 4867-74.

[101] CAI Q, HUANG H, ZHANG Y, et al. Efficacy and Safety
Analysis of Ibrutinib-Containing Therapy for Relapsed/Refrac-
tory (R/R) Mantle Cell Lymphoma (MCL): Results from a
Real-World Study in China [J]. Blood, 2020, 136: 1.

[102] HALLEK M, CHESON B D, CATOVSKY D, et al. iwCLL
guidelines for diagnosis, indications for treatment, response
assessment, and supportive management of CLL [J]. Blood,
The Journal of the American Society of Hematology, 2018,
131 (25): 2745-60.

[103] BURGER J A, TEDESCHI A, BARR P M, et al. Ibrutinib
as initial therapy for patients with chronic lymphocytic leuke-
mia [J]. New England Journal of Medicine, 2015, 373 (25):
2425-37.

[104] BURGER J A, BARR P M, ROBAK T, et al. Long-term ef-
ficacy and safety of first-line ibrutinib treatment for patients
with CLL/SLL: 5 years of follow-up from the phase 3 RESO-
NATE-2 study [J]. Leukemia, 2020, 34 (3): 787-98.

[105] EICHHORST B, FINK A-M, BAHLO J, et al. First-line
chemoimmunotherapy with bendamustine and rituximab versus
fludarabine, cyclophosphamide, and rituximab in patients
with advanced chronic lymphocytic leukaemia (CLL10): an
international, open-label, randomised, phase 3, non-infe-
riority trial [J]. The lancet oncology, 2016, 17 (7): 928-
42.

[106] HALLEK M, FISCHER K, FINGERLE-ROWSON G, et al. Addition of rituximab to fludarabine and cyclophosphamide in patients with chronic lymphocytic leukaemia: a randomised, open-label, phase 3 trial [J]. The Lancet, 2010, 376 (9747): 1164-74.

[107] FISCHER K, AL-SAWAF O, BAHLO J, et al. Venetoclax and obinutuzumab in patients with CLL and coexisting conditions [J]. New England journal of medicine, 2019, 380 (23): 2225-36.

[108] SHARMAN J P, MIKLOS E, WOJCIECH J, et al. Acalabrutinib with or without obinutuzumab versus chlorambucil and obinutuzmab for treatment-naive chronic lymphocytic leukaemia (ELEVATE TN): a randomised, controlled, phase 3 trial [J]. Lancet, 2020, 395 (10232): 1278-91.

[109] SHANAFELT T D, WANG X V, KAY N E, et al. Ibrutinib - Rituximab or Chemoimmunotherapy for Chronic Lymphocytic Leukemia [J]. New England Journal of Medicine, 2019, 381 (5): 432-43.

[110] CHANG J E, HAVIGHURST T, KIM K M, et al. Bendamustine+rituximab chemoimmunotherapy and maintenance lenalidomide in relapsed, refractory chronic lymphocytic leukaemia and small lymphocytic lymphoma: A Wisconsin Oncology Network Study [J]. British Journal of Haematology, 2016, 173 (2): 283-91.

[111] BYRD J C, FURMAN R R, COUTRE S E, et al. Targeting BTK with ibrutinib in relapsed chronic lymphocytic leukemia [J]. The New England journal of medicine, 2013, 369 (1): 32-42.

[112] XU W, YANG S, ZHOU K, et al. Treatment of relapsed/refractory chronic lymphocytic leukemia/small lymphocytic lymphoma with the BTK inhibitor zanubrutinib: phase 2, single-

arm，multicenter study [J]. Journal of hematology & oncology，2020，13：1-12.

[113] SEYMOUR J F，KIPPS T J，EICHHORST B，et al. Veneto-clax‐rituximab in relapsed or refractory chronic lymphocytic leukemia [J]. New England Journal of Medicine，2018，378（12）：1107-20.

[114] FURMAN R R，SHARMAN J P，COUTRE S E，et al. Ide-lalisib and rituximab in relapsed chronic lymphocytic leuke-mia [J]. New England Journal of Medicine，2014，370（11）：997-1007.

[115] ÖSTERBORG A，JEWELL R C，PADMANABHAN-IYER S，et al. Ofatumumab monotherapy in fludarabine-refractory chronic lymphocytic leukemia：final results from a pivotal study [J]. Haematologica，2015，100（8）：e311.

[116] FLINN I W，HILLMEN P，MONTILLO M，et al. The phase 3 DUO trial：duvelisib vs ofatumumab in relapsed and refrac-tory CLL/SLL [J]. Blood，The Journal of the American Society of Hematology，2018，132（23）：2446-55.

[117] KATER A P，WU J Q，KIPPS T，et al. Venetoclax Plus Rituximab in Relapsed Chronic Lymphocytic Leukemia：4-Year Results and Evaluation of Impact of Genomic Complexity and Gene Mutations From the MURANO Phase III Study [J]. J Clin Oncol，2020：JCO2000948-JCO.

[118] BARRINGTON S F，MIKHAEEL N G，KOSTAKOGLU L，et al. Role of imaging in the staging and response assessment of lymphoma：consensus of the International Conference on Malignant Lymphomas Imaging Working Group [J]. Journal of clinical oncology，2014，32（27）：3048.

[119] MAUCH P，GOODMAN R，HELLMAN S. The significance of mediastinal involvement in early stage Hodgkin's disease [J]. Cancer，1978，42（3）：1039-45.

[120] MOCCIA A A, DONALDSON J, CHHANABHAI M, et al. International Prognostic Score in advanced-stage Hodgkin's lymphoma: altered utility in the modern era [J]. Journal of clinical oncology, 2012, 30 (27): 3383-8.

[121] FUCHS M, GOERGEN H, KOBE C, et al. Positron emission tomography-guided treatment in early-stage favorable Hodgkin lymphoma: final results of the international, randomized phase III HD16 trial by the German Hodgkin Study Group [J]. Journal of Clinical Oncology, 2019, 37 (31): 2835-45.

[122] ANDRE M, GIRINSKY T, FEDERICO M, et al. Early positron emission tomography response-adapted treatment in stage I and II Hodgkin lymphoma: final results of the randomized EORTC/LYSA/FIL H10 trial [J]. 2017.

[123] EICH H T, DIEHL V, GöRGEN H, et al. Intensified chemotherapy and dose-reduced involved-field radiotherapy in patients with early unfavorable Hodgkin's lymphoma: final analysis of the German Hodgkin Study Group HD11 trial [J]. Journal of clinical oncology, 2010, 28 (27): 4199-206.

[124] VIVIANI S, ZINZANI P L, RAMBALDI A, et al. ABVD versus BEACOPP for Hodgkin's lymphoma when high-dose salvage is planned [J]. New England Journal of Medicine, 2011, 365 (3): 203-12.

[125] JOHNSON P, FEDERICO M, KIRKWOOD A, et al. Adapted treatment guided by interim PET-CT scan in advanced Hodgkin's lymphoma [J]. N Engl J Med, 2016, 374: 2419-29.

[126] CONNORS J M, JURCZAK W, STRAUS D J, et al. Brentuximab vedotin with chemotherapy for stage III or IV Hodgkin's lymphoma [J]. New England Journal of Medicine, 2018, 378 (4): 331-44.

[127] JAGADEESH D, DIEFENBACH C, EVENS A M. XII. Hodgkin lymphoma in older patients: challenges and opportunities to improve outcomes [J]. Hematological oncology, 2013, 31 (S1): 69-75.

[128] STAMATOULLAS A, BRICE P, BOUABDALLAH R, et al. Outcome of patients older than 60 years with classical Hodgkin lymphoma treated with front line ABVD chemotherapy: frequent pulmonary events suggest limiting the use of bleomycin in the elderly [J]. British journal of haematology, 2015, 170 (2): 179-84.

[129] KOLSTAD A, NOME O, DELABIE J, et al. Standard CHOP-21 as first line therapy for elderly patients with Hodgkin's lymphoma [J]. Leukemia & lymphoma, 2007, 48 (3): 570-6.

[130] ADVANI R H, HOPPE R T. How I treat nodular lymphocyte predominant Hodgkin lymphoma [J]. Blood, The Journal of the American Society of Hematology, 2013, 122 (26): 4182-8.

[131] JACKSON C, SIROHI B, CUNNINGHAM D, et al. Lymphocyte-predominant Hodgkin lymphoma—clinical features and treatment outcomes from a 30-year experience [J]. Annals of Oncology, 2010, 21 (10): 2061-8.

[132] NOGOVA L, REINEKE T, EICH H, et al. Extended field radiotherapy, combined modality treatment or involved field radiotherapy for patients with stage IA lymphocyte-predominant Hodgkin's lymphoma: a retrospective analysis from the German Hodgkin Study Group (GHSG) [J]. Annals of Oncology, 2005, 16 (10): 1683-7.

[133] LIU Y, WANG C, LI X, et al. Improved clinical outcome in a randomized phase II study of anti-PD-1 camrelizumab plus decitabine in relapsed/refractory Hodgkin lymphoma [J]. Jour-

nal for immunotherapy of cancer, 2021, 9 (4) .

[134] ADVANI R H, HORNING S J, HOPPE R T, et al. Mature results of a phase II study of rituximab therapy for nodular lymphocyte - predominant Hodgkin lymphoma [J]. Journal of Clinical Oncology, 2014, 32 (9): 912-8.

[135] QI S-N, XU L-M, YUAN Z-Y, et al. Effect of primary tumor invasion on treatment and survival in extranodal nasal-type NK/T-cell lymphoma in the modern chemotherapy era: a multicenter study from the China Lymphoma Collaborative Group (CLCG) [J]. Leukemia & lymphoma, 2019.

[136] YAN Z, HUANG H-Q, WANG X-X, et al. A TNM staging system for nasal NK/T-cell lymphoma [J]. PloS one, 2015, 10 (6): e0130984.

[137] HONG H, LI Y, LIM S T, et al. A proposal for a new staging system for extranodal natural killer T-cell lymphoma: a multicenter study from China and Asia Lymphoma Study Group [J]. Leukemia, 2020, 34 (8): 2243-8.

[138] HORWITZ S, O'CONNOR O A, PRO B, et al. Brentuximab vedotin with chemotherapy for CD30-positive peripheral T-cell lymphoma (ECHELON-2): a global, double-blind, randomised, phase 3 trial [J]. The Lancet, 2019, 393 (10168): 229-40.

[139] SHI Y, DONG M, HONG X, et al. Results from a multi-center, open-label, pivotal phase II study of chidamide in relapsed or refractory peripheral T-cell lymphoma [J]. Annals of oncology, 2015, 26 (8): 1766-71.

[140] SHI Y, JIA B, XU W, et al. Chidamide in relapsed or refractory peripheral T cell lymphoma: a multicenter real-world study in China [J]. Journal of hematology & oncology, 2017, 10 (1): 1-5.

[141] HONG X, SONG Y, HUANG H, et al. Pralatrexate in Chi-

nese patients with relapsed or refractory peripheral T-cell lymphoma: a single-arm, multicenter study [J]. Targeted oncology, 2019, 14 (2): 149-58.

[142] O'CONNOR O A, PRO B, PINTER-BROWN L, et al. Pralatrexate in patients with relapsed or refractory peripheral T-cell lymphoma: results from the pivotal PROPEL study [J]. Journal of clinical oncology, 2011, 29 (9): 1182.

[143] LI X, CUI Y, SUN Z, et al. DDGP versus SMILE in newly diagnosed advanced natural killer/T-cell lymphoma: a randomized controlled, multicenter, open-label study in China [J]. Clinical Cancer Research, 2016, 22 (21): 5223-8.

淋
巴
瘤

参考文献